《是真的吗·常见病认知误区》丛书

名医正解糖尿病

主编 徐 静

陕西新华出版传媒集团
陕西科学技术出版社

图书在版编目(CIP)数据

名医正解糖尿病 / 徐静主编. —西安：陕西科学技术出版社，2015.7

（是真的吗 · 常见病认知误区）

ISBN 978-7-5369-6392-4

Ⅰ. ①名… Ⅱ. ①徐… Ⅲ. ①糖尿病—防治 Ⅳ. ①R587.1

中国版本图书馆 CIP 数据核字(2015)第 044801 号

《是真的吗 · 常见病认知误区》丛书

名医正解糖尿病

出版者	陕西新华出版传媒集团　陕西科学技术出版社 西安北大街 131 号　邮编 710003 电话(029)87211894　传真(029)87218236 http://www.snstp.com
发行者	陕西新华出版传媒集团　陕西科学技术出版社 电话(029)87212206　87260001
印　刷	陕西思维印务有限公司
规　格	787mm×1092mm　1/16
印　张	8
字　数	100 千字
版　次	2015 年 7 月第 1 版 2015 年 7 月第 1 次印刷
书　号	ISBN 978-7-5369-6392-4
定　价	25.00 元

《是真的吗·常见病认知误区》丛书

编委会

主编简介

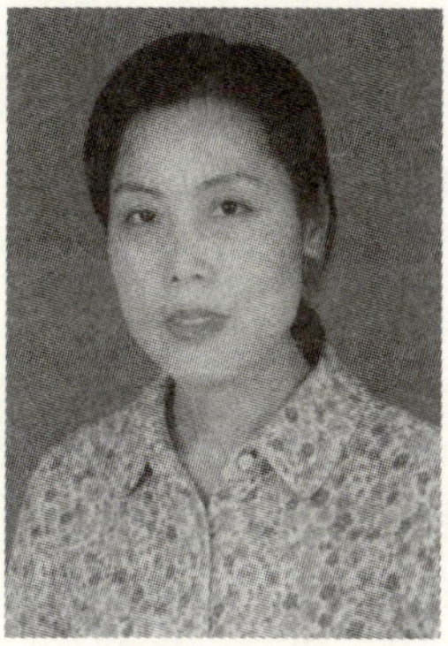

徐静，西安交通大学第二附属医院内分泌科副主任，教授，主任医师，医学硕士，硕士研究生导师。陕西省医学会糖尿病学会副主任委员，陕西省保健协会糖尿病专业委员会副主任委员，西安市医学会骨质疏松分会副主任委员，陕西省医学会骨质疏松分会常务委员，西安市内分泌糖尿病学会常务委员，西安市医学会风湿病学会常务委员，西安交通大学学报(医学版)审稿专家，陕西省医学会医疗事故技术鉴定专家，西安市医学会医疗事故技术鉴定专家，陕西省卫生高级专业技术资格评审委员会委员。

一直从事内分泌代谢专业的医疗、教学及科研工作，尤其对糖尿病及其并发症有较深入地研究。获优秀教师称号。主持新技术新疗法 3 项及院内教改项目，在国内首创椎管内注射疗法治疗糖尿病神经源性膀胱临床疗效好，并获得院新技术新疗法优秀奖。

主持陕西省自然科学基金项目及陕西省科技攻关项目多项。参加国家“十五”及“十一五”研究项目。在中国科技统计源期刊发表科研论文 40 余篇，教学论文数篇，部分论文被美国出版的《Chemical Abstracts》及 MI 收录。主编及参编翻译出版了《糖尿病》、《甲状腺疾病》、《糖尿病防治 300 问》、《内分泌疾病防治 300 问》《西氏内科学》等著作 10 余部。多次受邀到陕西广播电视台做医学科普讲座，受到群众广泛好评。

前言 Preface

当时间的车轮隆隆驶入 21 世纪的时候，当人们在为日新月异的科技进步欢呼雀跃的时候，一些不被人重视的疾病却在悄无声息地抬头了。糖尿病就是其中困扰全世界千千万万患者的重大疾病。早在 20 世纪末，美国《时代》周刊就曾经以“21 世纪头 20 年，糖尿病将成为最严重的疾病危害全世界”的标题对人们做出了警示，而世界卫生组织的专家们用“海啸”来形容糖尿病全球蔓延的严重趋势。可见，我们每一个人在面对“糖尿病”这一世纪顽疾时，都不能无动于衷，都不能置身事外。

当前，最新最权威的流行病学调查数据显示，中国 18 岁以上人群中，2 型糖尿病患病率高达 9.7%，若结合糖化血红蛋白这一指标进行诊断，则患病率可能高达 11.6%。其中被称为“糖尿病前期”阶段的患者比例居然大于 50%。这些冰凉的数据，却实实在在反映了我国目前面临的糖尿病防治形势如何严峻。糖尿病目前尚无根治的有效办法，其并发症的危害，其高致残率、高致死率，让众多患者处于无休止的困扰中。糖尿病已经严重威胁到每一位患者，威胁到每一个家庭，威胁到社会地进步与发展。

“糖尿病患者只要不吃糖就可以了；糖尿病患者千万不能用胰岛素，否则会依赖的；糖尿病治疗可以多吃补品、保健品；监测血糖只要测测空腹血糖就可以了；血糖高了不好，那么血糖越低就越好；治疗糖尿病的药物，越贵的就越好……”诸如此类认知上的误区，正一步步把患者带到错误治疗的道路上，使患者丧失了最佳的诊治时机。而糖尿病的治疗除了常见的药物治疗以外，大部分的工作需要患者进行饮食、运动等生活方式地干预，这些教育上的误区、难点，也正是广大患者最需要给以指导的地方。面对当前糖尿病诊治形势，我们从生活实际出发，从治疗经验出发，依据深厚的医学知识，想患者之所想，思患者之所思，把一个个常见的、容易混淆的误区罗列出来，以生动的语句表述出来，深入浅出地进行分析、解释和指导。我们期待本书能为广大糖尿病患者今后的诊治道路打好科学的基础。

需要特别指出的是，书中标题都是以错误的认知呈现的，其错误的原因及正确的认知在“正解与忠告”中得以诠释。

路漫漫其修远兮，吾将上下而求索。让我们携起手来，走出误区，医患同心，共同谱写糖尿病诊治新篇章。

编者

2014 年 9 月

目录 Contents

1 糖尿病是遗传病

认知误区

糖尿病是一种常见病，有人认为糖尿病是遗传病，得了糖尿病不敢生孩子，怕遗传给子女。有些年轻人得了糖尿病就怨恨他的父母，认为是父母给他遗传的。

正解与忠告

糖尿病是有遗传性的，但它遗传的不是糖尿病本身，而是糖尿病的易感性，也就是遗传的是容易得糖尿病的基因。比如1型糖尿病遗传的主要是使胰岛β细胞容易遭受病毒攻击，并发生自身免疫性破坏的基因；2型糖尿病则遗传的是使胰岛素分泌功能及作用功能异常的基因。也就是说，一个人如果患了糖尿病，他的子女并不一定会患糖尿病，而只是患糖尿病的机会比那些父母都无糖尿病的人多一些。糖尿病可以分为4个类型，比较常见的是1型糖尿病和2型糖尿病，它们的发病机理非常复杂，基本的原因有两条：遗传因素和环境因素，糖尿病就是遗传因素和环境因素长期共同作用的结果。糖尿病的遗传因素就是遗传容易患糖尿病的倾向，但是如果一个人只有这种容易得糖尿病的倾向，还不至于得糖尿病，先天因素再加上许多后天环境因素的影响才可能最终导致糖尿病的发生。这其中1型糖尿病和2型糖尿病还有些区别。1型糖尿病的遗传性与人体白细胞抗原相关，具有某些类型的人体白细胞抗原的人，胰岛β细胞容易受到病毒或其他毒物的损害，继而又容易发生胰岛β细胞自身免疫性破坏，引起胰岛素分泌缺乏，最终导致1型糖尿病的发生。而引起1型糖尿病的环境因素可能是感染，特别是病毒感染。所以，1型糖尿病的发病过程是这样的，本身具有某种易致病的人体白细胞抗原的患者，偶然遭受了病毒感染，造成胰岛β细胞受到破坏，胰岛素分泌缺乏，导致1型糖尿病。2型糖尿病是一个多基因遗传的复杂性疾病。导致2型糖尿病发生的环境因素包括肥胖、吸烟、饮食摄入过多、体力活动过少等。

提醒糖尿病的高危人群，特别是糖尿病的一级亲属，即父母或同胞兄妹患糖尿病的朋友，要经常关注自己的血糖状况，并且最好每年去医院进行一次全身检查，以防患于未然。

2 吃糖多就会得糖尿病

认知误区

吃糖多就会得糖尿病，我不太吃糖怎么还会得糖尿病呢？

正解与忠告

吃糖多和糖尿病的发生没有直接的相关性。首先，医学上的“糖”和老百姓说的“糖”不完全相同。医学概念中的“糖”是指碳水化合物，包括多糖（如淀粉类）、单糖（葡萄糖、果糖）和双糖（蔗糖）等。而老百姓平常说的“糖”，是指单糖或双糖。因此，不能简单地把吃甜食和患糖尿病划上等号，他们之间没有必然的联系。

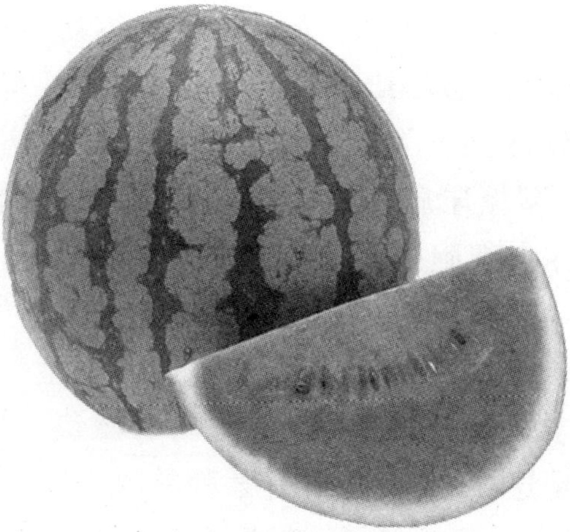

糖尿病是一种由遗传因素和环境因素长期共同作用所导致的慢性全身性的代谢性疾病。糖尿病特别是2型糖尿病的发病与肥胖关系密切。如果多吃糖类的食物，或者是能量摄入过多，体力活动减少，就会导致肥胖，从而增加发生糖尿病的风险。有人虽然不太吃甜食，但如果其他的东西摄入过多，也会出现能量过剩，导致肥胖、胰岛素抵抗，最终导致糖尿病发生。

3 糖尿病是传染病

认知误区

我爱人有糖尿病，我尽量避免与他密切接触，害怕被传染。

正解与忠告

糖尿病是有遗传倾向的，但它不是传染病，人与人的密切接触并不会传染。另外，糖尿病的发病还和环境因素密切相关。现代人的生活方式常常是高热量的饮食、运动量减少。在同一家庭中由于长期饮食习惯及生活方式的相同，常常会导致同一家庭中夫妻双方共同发病的可能。这主要是由于他们共同的生活方式及饮食习惯所致，并不是传染病。

4 小孩得的糖尿病肯定是1型糖尿病

认知误区

随着人民生活水平的提高，糖尿病的患病率近几年逐年升高，有人认为小孩得的糖尿病肯定是1型糖尿病，而老年人得的糖尿病肯定是2型糖尿病。

正解与忠告

世界卫生组织1999年按照糖尿病的病因学把糖尿病分为4

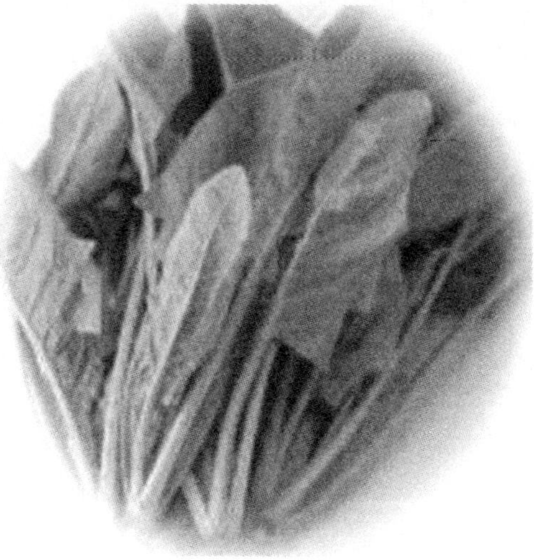

个类型：1型糖尿病；2型糖尿病；其他特殊类型糖尿病（包括：A. 胰岛β细胞功能遗传性缺陷，B. 胰岛素作用遗传性缺陷，C. 胰腺外分泌疾病，D. 内分泌疾病，E. 药物或化学品所致的糖尿病，F. 感染：先天性风疹、巨细胞病毒感染，G. 不常见的免疫介导性糖尿病，H. 其他与糖尿病相关的遗传综合征）；妊娠糖尿病。但在临床上最常见的还是1型糖尿病和2型糖尿病。1型糖尿病的发病与遗传和病毒感染有关，常常多见于儿童和青少年，临床上其多食、多饮、多尿、消瘦等三多一少的症状比较明显，有酮症的倾向，也就是1型糖尿病容易发生酮症酸中毒。2型糖尿病的发病与遗传和肥胖、胰岛素抵抗有关。2型糖尿病多见于40岁以上的人群，其临床上三多一少的症状常常不典型，无明显酮症倾向，但在应激情况下可发生酮症酸中毒。1型糖尿病多见于儿童，但儿童得的糖尿病不完全是1型糖尿病。随着人民生活水平的提高，肥胖儿童越来越多，与肥胖相关的疾病在儿童中的发病率也就增加，所以有些肥胖儿童可以出现胰岛素抵抗，导致2型糖尿病，所以，儿童得的糖尿病大多数是1型糖尿病，也有2型糖尿病和其他特殊类型糖尿病。2型糖尿病多见于成人，但有极少数的成年人其糖尿病的发病过程类似于1型糖尿病，起病相对较快，三多一少的症状比较明显，也有酮症的倾向，特别是这些病人血中胰岛素抗体，胰岛细胞抗体及谷氨酸脱羧酶抗体可以出现阳性，我们把这部分病人叫成人晚发性自身免疫性1型糖尿病，所以成年人的糖尿病不全都是2型糖尿病。

5 1型糖尿病比2型糖尿病的症状要轻一些，合并症要少一些

认知误区

发生在青少年身上的1型糖尿病比发生在中老年身上的2型糖尿病的症状要轻一些，合并症要少一些。

正解与忠告

其实无论哪种类型的糖尿病，其病理变化和给患者造成的损害都是大同小异的。糖尿病并发症的多少及并发症的严重程度与糖尿病患者血糖控制的好坏、糖尿病的病程等诸多因素有关。1型糖尿病主要是由于胰岛β细胞受损，引起胰岛素绝对不足或缺乏而致病，其临床上“三多一少”（多食、多饮、多尿和消瘦）的症状明显，容易被发现，因而多数患者能够得到及时的治疗，从而使其并发症较轻或出现得较晚。而2型糖尿病主要是由于患者存在胰岛素抵抗和胰岛素分泌缺陷而致病，其临床上“三多一少”的症状出现得比较缓慢或不很典型，甚至该型糖尿病患者只有单纯的肥胖体征而没有明显的症状，使患者很难发现自己已经得了糖尿病，从而延误了治疗，甚至当患者已经出现了并发症时才发现自己患上了糖尿病。所以两种类型的糖尿病不存在哪种病情更重、危害更大的问题。不管患了哪种糖尿病都要充分重视、认真治疗。

6 糖尿病是老年病，我才20多岁，不可能得糖尿病

认知误区

糖尿病是老年病，我才20多岁不可能得糖尿病。

正解与忠告

随着社会经济发展，人民生活方式的改变，糖尿病发病年龄已开始逐渐趋于年轻化。虽然糖尿病患病率有随年龄增加缓慢上升的趋势，但糖尿病并非就是老年病而年轻人不会患病。最新的流行病学调查发现，糖尿病患病率从青少年，尤其20岁以后，就呈加速上升趋势，中年人群的糖尿病和糖尿病前期的患病率增长迅猛，尤其是中年男性更加显著。故已不能再认为糖尿病是单纯的老年病。从下图中可以看出糖尿病确实有随年龄增长患病率缓慢上升的趋势，但糖尿病并不是老年人特有的疾病，年轻人中也常常可以看到糖尿病。

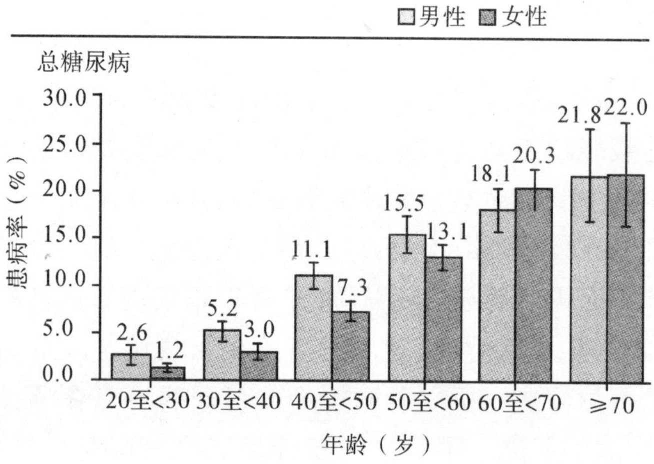

7 我50多岁患糖尿病，我的子女到我这个年龄就该重视了

认知误区

我50多岁患糖尿病，我的子女到我这个年龄就该重视了。

正解与忠告

众所周知，糖尿病的发病是有遗传倾向的，所以父母有糖尿病的子女其糖尿病的发病风险要比父母没有糖尿病的子女高。目前，2型糖尿病的发病年龄呈现年轻化的趋势，2型糖尿病除与遗传异质性有关外，环境因素也占了很大的比重。很多年轻人经常酗酒应酬，暴饮暴食，经常熬夜，再加上缺乏体力活动等诸多因素导致了营养过剩，体型肥胖，导致了胰岛素抵抗，加重了胰岛β细胞的负担，损害胰岛功能，最终导致糖尿病的发生。所以子女并不一定要到与父母相同的年龄才会患病，有可能在更早一些的时候就会患病，故有糖尿病家族史的子女应提早重视生活方式干预，早期筛查，早期防治。

8 我父母都没有糖尿病，所以我也不会得糖尿病

认知误区

因为糖尿病有遗传，我父母都很健康，没有糖尿病，所以我不会得糖尿病。

正解与忠告

1型糖尿病、2型糖尿病以及妊娠糖尿病(GDM)都与遗传密切相关。但是，任何一种糖尿病都有明显的遗传异质性，1型糖

尿病多见于儿童和青少年，但是也会有成人患上1型糖尿病。2型糖尿病通常40岁以后发病且有一定程度的肥胖，但在肥胖的青少年中常常也会发生2型糖尿病。糖尿病的遗传非常复杂，子女从父母那里可能得到容易患糖尿病的基因，加之一定的环境因素，彼此互相影响，则可能得病。环境因素主要充当导火索和催化剂的角色。在不同的人种或民族，遗传所起的作用强弱并不相同。针对同卵双生的孪生子的研究表明，遗传因素对于1型糖尿病的影响不如2型糖尿病显著。例如双胞胎中一个患了1型糖尿病，另一个有40％的机会患上此病；但如果是2型糖尿病，则另一个就有70％的几率患上2型糖尿病。即使父母并未罹患糖尿病，但可能携带相关基因，其子女可在后天环境因素诸如饮食失调、精神压力、应激等条件下患病。所以，即使父母没有糖尿病，子女同样也可以患病。

9 我经常会低血糖，就不会得糖尿病

认知误区

我经常在午餐前或晚餐前出现心慌、手抖、饥饿，吃点东西后症状可以缓解，这是低血糖的症状，所以我不可能得糖尿病。

正解与忠告

不错，上述的心慌、手抖、饥饿，甚至头晕、腿软等都是低血糖的症状，而且进食后症状缓解，进一步证明是低血糖发作。但是，很多2型糖尿病患者在发病的早期阶段，胰岛素分泌的节律异常，我们正常人进餐后胰岛素的分泌高峰在半小时到1小时出现，而在2小时到3小时胰岛素的分泌水平应该降到进餐前的基础水平。而有些2型糖尿病早期的患者进餐后胰岛素的分泌高峰明显延迟，胰岛素的高峰常常出现在进餐后2～3小时，甚至4～5小时，而此时血糖水平已开始下降，所以，胰岛素与血糖水平

不吻合，就会出现餐前低血糖，这也同样提示胰岛素分泌已开始出现缺陷。在临床上有部分2型糖尿病患者，其首发症状是以低血糖来就诊的，所以有餐前低血糖症状，有可能是2型糖尿病早期。

10 我孕期诊断为妊娠糖尿病，应该终止妊娠，以免把糖尿病遗传给我的宝宝

认知误区

我在怀孕24周时诊断为妊娠糖尿病，我现在很担心会不会给我宝宝遗传了糖尿病。

正解与忠告

糖尿病具有一定的遗传性，但遗传的不是糖尿病本身，而是它的易感性。有糖尿病家族史的比没有糖尿病家族史的人群更容易得糖尿病，母亲患妊娠糖尿病，孩子就有了糖尿病的易感性，但孩子最终得还是不得糖尿病与其后天的环境因素有密切的关系。因此，子女应平时养成良好的饮食和生活习惯，多进行体育锻炼，尽量避免糖尿病的发生。

11 没有症状就不会是糖尿病

认知误区

糖尿病的典型症状是多食、多饮、多尿及消瘦，即“三多一少”，我没有这些症状就不会是糖尿病。

正解与忠告

糖尿病是一种慢性代谢性疾病，其典型的症状是多食、多饮、

多尿及消瘦，即“三多一少”。但反过来，没有“三多一少”的症状就不会是糖尿病，这种认识是错误的。殊不知，有症状的糖尿病患者仅占一小部分，绝大多数糖尿病患者，特别是2型糖尿病患者常常是没有症状的，是在健康查体或就诊其他疾病时无意中发现了血糖升高从而确诊为糖尿病。目前糖尿病人群在我国急剧增加，除了1型糖尿病症状典型外，糖尿病最大的群体——2型糖尿病患者症状往往就不典型，只是在自然病程进展至相当程度时才会有症状，有些甚至在出现严重并发症时，糖尿病的症状才和并发症的表现一同出现。对于1型糖尿病以及突发的2型糖尿病，由于短期内血糖升高，引起糖利尿，所以才会有典型的口渴、多尿。另外，由于体内葡萄糖利用障碍，合并蛋白质代谢障碍，分解加速，脂肪分解亦加速，体内呈负氮平衡，所以患者往往多食、消瘦。其次，患者皮肤分泌物中的糖结晶体过多，易患真菌感染，所以皮肤瘙痒剧烈，尤其是有些女性患者的会阴部、腹股沟奇痒。因此，对于有典型表现的患者，容易提示尽早确诊。对于2型糖尿病，由于自糖尿病前期即有胰岛素抵抗，而且随着病情进展，伴随着胰岛素分泌水平逐渐减低，往往是血糖水平逐渐升高，经过了糖调节受损期，才逐渐进展为临床糖尿病，因此往往没有典型症状，只有在应激状况下如急诊手术、发热、腹泻等时，发现血糖在原有基础上明显升高，才进一步确诊。对于这类患者，常常合并其他代谢性疾病，如肥胖、高血压、高血脂、非酒精性脂肪肝、高尿酸、多囊卵巢综合征、黑棘皮症等等，经专科医生提醒，进一步检查发现糖尿病，或经健康查体确诊。另外由于糖尿病筛查程序简单，费用低廉，效益较高，因此，建议进行社区集体普查。

12 喝的多、尿的多就是糖尿病

认知误区

糖尿病典型症状包括多饮、多尿，那么多饮、多尿就可以确定是糖尿病。

正解与忠告

前面已经解释了糖尿病多饮、多尿的机理。但是单单就多饮、多尿而言，就不止糖尿病有这些症状或者表现。因此出现多饮、多尿，也就不只是检查血糖了。首先，人得先有渴感，才会在大脑意识支配下寻找水源，糖尿病患者由于尿中糖的利尿作用，才会有多尿、口渴、口干，表现为多饮，这点很好理解。但是对于老年人，大脑渴感中枢对失水不敏感，口渴反应不强烈，因此这类糖尿病患者虽然血糖很高，却没有这些表现，更为危险的是，这些老年糖尿病患者在这种情况下，容易进展至非酮症高渗状态，甚至于引起脑梗塞、颅内出血，危及生命安全。再如精神性烦渴，会因为频繁喝水，以至于多尿，久而久之影响了肾小管对原尿的浓缩稀释功能，形成多饮、多尿，这些人血糖本身就不高。还有尿崩症，由于体内抗利尿激素缺乏，或者肾小管对抗利尿激素反应不足，甚至无反应时，肾小管对原尿水的重吸收减少，造成终尿水含量过多，可达每日 6～7 升尿量，这时由于血渗透压升高，从而口渴、多饮。这时患者的血糖也正常。最后，还有一大类疾病，也是内分泌科最常见的甲状腺机能亢进症，往往也表现为多饮、多汗、口渴、多尿，这类患者除了诸如此类的高代谢症候群外，还有精神、神经肌肉症状，甲状腺局限性或均匀性增大症状，还有其他如心血管、消化系统、眼睛等特征性改变；由于甲状腺机能亢进症时过高的激素水平可以使肝糖输出增加，因此也可合并继发性高血糖状态。因此，不能仅仅凭这些症状确诊糖尿病，仍需多次检查空腹、餐后 2 小时静脉血糖，或者进行标准的 75 克葡萄糖耐量试验进一步区分。单就症状认定有或者无糖尿病，根本难以成立。因此要经过仔细分析来确认。

13 空腹血糖正常就不可能是糖尿病

认知误区

我体检空腹血糖正常，所以，就可以排除糖尿病了。

正解与忠告

血糖、血脂、血压以及血细胞分类等好多生理指标，是人体连续性的生化、生理指标，过低或过高均可导致异常，或提示异常。空腹血糖正常，仅仅说明夜间胰岛素分泌正常，肝脏对胰岛素反应较好，足以抑制肝糖输出，从而保证了空腹血糖正常。但是，如果餐后胰岛素分泌不足、或者胰岛素敏感组织（肝脏、脂肪组织、肌肉）对胰岛素的敏感性降低，出现胰岛素抵抗，可以出现餐后血糖升高，如果餐后静脉血糖多次检测超过11.1mmol/L，同样可诊断糖尿病。因为餐后血糖升高同样引起并发症，因此仅凭空腹血糖正常，排除糖尿病显然是错误的。血糖过高引起的特征性改变是微血管病变，其升高水平的统计学切入点（值）空腹 7mmol/L，餐后 2 小时（值）11.1mmol/L。这也就是目前糖尿病的诊断标准。对于 1 型糖尿病，由于胰岛素绝对缺乏，往往是空腹、餐后 2 小时血糖均超过诊断标准。而对于 2 型糖尿病，可以因胰岛素抵抗程度、胰岛 β 细胞的胰岛素分泌降低程度不同以及胰岛素敏感组织反应程度不同，表现为单纯餐后血糖升高、单纯空腹血糖升高、空腹和餐后血糖均升高三种类型。2010 年统计结果显示，在我国男性三者分别占到 2 型糖尿病的 44%、20%、36%，而在女性，分别为 50%、15%、35%。可以看出，这种空腹血糖正常的 2 型糖尿病所占比例是相当高的，所以，空腹血糖正常不能完全排除糖尿病。

14 尿糖阳性就是糖尿病

认知误区

尿糖阳性，可能提示血糖升高，因此，尿糖阳性，就是糖尿病。

正解与忠告

尿糖阳性，至多只能半定量显示血糖程度，不能反映血糖的连续性水平，因此仅凭尿糖阳性诊断糖尿病，增加了假阳性率，也就是说有可能将一部分血糖偏高的糖尿病前期人群误诊为糖尿病患者。对于正常人，尿中几乎不含葡萄糖(0.1～0.8mmol/L，或1～15mg/dL)，但是当血糖超过10mmol/L时(也就是通常所说的肾糖阈)，超过了肾小管对原尿葡萄糖的重吸收能力，导致尿中出现葡萄糖，此即糖尿，可使班氏试剂呈阳性反应。这就是通常所说的尿糖阳性。这就很容易理解，据此诊断的糖尿病为什么会提高假阳性率！另外，糖尿病时24小时尿糖定量多在几克至几十克，检查尿糖定量可以反映病情，但是现在几乎不用这一指标，而是通过糖化血红蛋白、血糖漂移指数等反映血糖控制水平。对于并发症，则通过检查肌电图、痛温觉、振动觉检查神经病变，通过尿微量白蛋白检查糖尿病性肾病，通过眼底造影检查糖尿病学视网膜病变。对于大血管病变，则通过血管超声、血管造影成像等检查。以上这些均可以准确反映病情或进展程度。最后还要强调，某些特殊生理情况，如妊娠，可以使肾糖阈减低，这时尿糖阳性没有意义。还有诸如生长激素、甲状腺素、肾上腺素、皮质醇、胰高糖素等则能使血糖升高，也可使尿糖阳性。有时候仅仅因肾小管对葡萄糖的重吸收功能减退，引起肾糖阈降低所致的糖尿，称为肾性糖尿。还有因血糖突然升高超过肾糖阈所致的生理性糖尿(见于一次食糖过多或静脉大量输注葡萄糖)。见于颅脑外伤、脑血管意外、急性心肌梗死等，由于肾上腺素和胰高糖素分泌过多引起应激性糖尿。以及见于精神过度紧张的精神性糖尿。非葡萄糖性糖尿(其他含醛基的糖类进食过多或该糖在体内出现代谢障碍,致使血中浓度升高时的糖尿)。药物致假性糖尿(不少经肾代谢排出的药物或其有关代谢产物含有醛基,因具有还原性,如维生素C、葡萄糖醛酸、异烟肼、链霉素、青霉素、水杨酸、阿司匹林、多巴、水合氯醛、中药的黄边、黄芩、大黄等,可与班氏试剂呈阳性结果,造成假阳性反应)。因此如发现尿糖呈阳性反应,千万不要以为患了糖尿病,一定要具体分析。

15 诊断糖尿病后一直坚持饮食治疗,血糖控制也不错,就不会出现并发症

认知误区

我得了糖尿病,虽然未用药,但是坚持饮食、运动,血糖还不错,因此不应该有并发症。

正解与忠告

糖尿病并发症的出现不仅仅和血糖有关系,同时还和血脂、血压、血黏、炎症因子、吸烟、性别、压力等因素有关,所以,血糖控制正常,并不代表就不会出现并发症。

糖尿病并发症分三类:急性并发症,包括酮症酸中毒、高血糖高渗性昏迷;微血管并发症,如糖尿病眼底病、肾病和神经病变;大血管并发症,如心血管、脑血管和周围血管病变。现在要明确的是,国内外大量的临床研究均已证实,控制好血糖的确可以消除第一类并发症,有效减少第二类并发症。而大血管并发症并非糖尿病患者特有,即使没有高血糖,这些并发症照样可以发生发展。所以,严格控制高血糖能够预防的只是大部分并发症。其次,并发症的发生发展与一定遗传背景有关。例如,在同样长的

病程和同样高的血糖条件下，有的患者发生了眼底病、肾病，有的则没有。第三，通常检查的血糖，只是反映患者当时的血糖水平。糖尿病慢性并发症的发生发展是个漫长的过程，高血糖的影响同样是长期的。假如初发病时高血糖没有控制好，若干年后才引起重视，治疗效果会大打折扣。这种情况在糖尿病患者中屡见不鲜。有研究证实了早期干预可以引起所谓的代谢记忆效应，提示糖尿病早治疗、早达标，患者获益更多。第四，在糖尿病并发症的发展中，血糖波动也很重要。研究已经证实，血糖波动大，容易造成组织器官血管内皮的损伤。血糖波动幅度单靠多次血糖或从糖化血红蛋白均难以反映，最好结合动态血糖检测证实。第五，

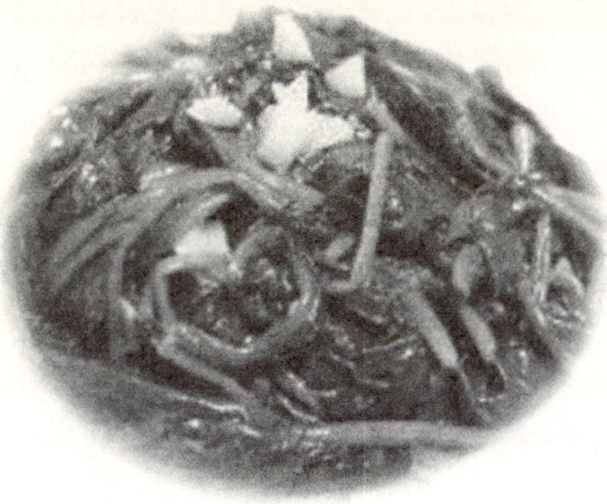

糖尿病并发症的危险因素中，高血糖起着重要作用。还有其他一些重要因素与并发症的发生发展关系密切，如高血压、血脂异常、吸烟、肥胖等。高血压在糖尿病眼底病、肾病、心血管病的发生发展中起着非常重要的作用。因此，控制糖尿病并发症应建立在控制多种相关危险因素的基础上。所以，血糖正常或控制不错，并不意味着就不发生糖尿病并发症。在治疗中，要定期检查并发症，每年至少 1～2 次。

16 我有糖尿病，出现了尿蛋白肯定就是糖尿病肾病

认知误区

我是糖尿病患者，这次检查发现尿蛋白阳性，肯定就是糖尿病性肾病。

正解与忠告

糖尿病性肾病有明确的临床分期，检查发现尿蛋白，说明糖尿病肾病至少 3 期以上，也就是说糖尿病性肾病已经发展了相当一段时间。而且糖尿病患者的尿蛋白未必全部是糖尿病性肾病。只能说尿蛋白可以帮助预测糖尿病性肾病，不一定是得了糖尿病肾病。其实，经肾脏穿刺证实出现蛋白尿的糖尿病患者，好多是原发性肾小球疾病，而不是糖尿病的肾脏损害。2 型糖尿病合并非糖尿病肾损害患者，大多糖尿病的病程短，多数在 5 年以内，距肾脏病发病的时间短，有的患者与糖尿病同时起病或早于糖尿病发病，两种病变间不具有时间上的关联。而糖尿病性肾病病程较长。2 型糖尿病合并非糖尿病性肾损害患者，其高血压的患病率以及程度均低于糖尿病患者，特别是在大量蛋白尿或肾功能不全时。糖尿病肾病另一特点是血尿往往不明显，如果糖尿病患者除有蛋白尿外，还有明显血尿，一定要考虑非糖尿病性肾损害。糖尿病肾病是微血管损伤，与糖尿病性视网膜病变进展一致，当出现大量蛋白尿时，往往同时合并糖尿病性视网膜病变，如果没有视网膜病变，那很有可能合并非糖尿病肾损害。另外，尿微量白蛋白更能反映糖尿病早期肾损伤，因此，定期检查尿微量白蛋白，而不是尿蛋白，更能提示糖尿病性肾病。同时，由于肾脏穿刺病理诊断是区分糖尿病肾病或合并非糖尿病性肾病的金指标，因此

建议最好经肾脏穿刺，进行病理诊断，更为妥当。原发性肾小球疾病的主要类型有：IgA 肾病、膜性肾病、系膜增生性肾炎、局灶节段肾小球硬化等。另外，糖尿病患者合并肝炎病毒感染后，病毒相关性肾损害也要排除。

17 没有症状就不需要治疗

认知误区

我自检查发现血糖升高以来，没有任何糖尿病症状，因此不需要治疗。

正解与忠告

首先，没有症状往往见于经普查或筛查确诊的 2 型糖尿病患者，如果不治疗，其危害是加重病情，导致症状明显。病情继续进展，应激情况下（常见于感染）容易出现糖尿病急性并发症和慢性并发症。事实上，绝大多数糖尿病患者在确诊时，就由于病程已经发展了好长一段时间，从而检出某些并发症，最常见的是糖尿病周围神经病变。目前，糖尿病在我国的患病人群居世界首位，糖尿病给众多患者带来了困扰，如不治疗，或者治疗不达标，可以引起诸多并发症，其对患者、患者家庭以及整个社会带来极大的危害。糖尿病的危害主要表现在：

(1) 易并发呼吸道及泌尿道感染、肺结核、皮肤感染及牙周炎等，尤其在酮症酸中毒时易并发毛霉菌感染，如治疗不及时，死亡率极高。

(2)血糖过高，易并发严重代谢紊乱，及急性并发症后，如酮症酸中毒，高渗性昏迷。

(3) 糖尿病的危害还体现在慢性并发症，是致残、致死的首要因素，主要包括：① 心脏病变：糖尿病可引起心绞痛、心肌梗死，而且往往是无痛性心肌梗死，甚至发生猝死。②脑梗塞，导致瘫痪、昏迷。③肾脏损害，糖尿病性肾病最终可导致尿毒症。④视网膜病变和白内障、玻璃体出血、青光眼，导致视力减退，重者失明。⑤神经损害，出现四肢麻木疼痛、感觉丧失、出汗异常、胃轻瘫、膀胱尿潴留、阳痿、便秘、腹泻等。⑥ 糖尿病足，为糖尿病性周围动脉血管严重狭窄，在合并严重神经病变情况下，导致局部破损、外伤、感染时发生，重者导致截肢。⑦ 骨质疏松、骨折。

(4)青少年中的糖尿病患者，血糖控制不好，会影响生长发育以及学习能力。

(5) 妊娠糖尿病如不治疗，对孕妇、胎儿均有严重影响，可以导致酮症酸中毒、感染、流产、早产和产程异常、胎盘梗死、胎盘早剥。对胎儿，可以导致畸胎、巨大儿、死婴、低血糖、新生儿黄疸。最严重的是易导致孕妇妊高症。

因此，无关乎症状，只要确诊糖尿病，即应积极给予治疗。

18 糖尿病是可以根治的

认知误区

只要按指定疗程服药，糖尿病完全可以根治，有的患者偏听一些不负责任的非法机构的宣传，认为也有些健身或减肥中心，建议患者短期按指定方法迅速减轻体重，保证糖尿病短期根治。

正解与忠告

截至目前，糖尿病治疗仍然强调五驾马车，即糖尿病教育、饮食治疗、血糖监测、运动治疗、药物治疗。最近又强调个体化治疗，而且以患者为中心。其根源在于糖尿病的病因不清楚，尤其是 2 型糖尿病，易患基因那么多，根治根本无从谈起，只有强调综合治疗。事实上，糖尿病是一种全身性慢性进展性疾病。除少数继发性糖尿病，如甲状腺机能亢进症、皮质醇增多症、生长激素瘤等，所导致的糖尿病可以治愈，但这只占极小部分。而原发性糖尿病是终身性疾病。尤其是1型糖尿病病人，需终身胰岛素替代治疗；2型糖尿病病人，经胰岛素、口服降糖药适当的治疗后，病情可迅速得到控制。只要认真对待，精心治疗，坚持控制饮食、锻炼身体，配合血糖监测，两型病人都可以稳定病情，并与正常人一样参加工作。因此，在目前医疗条件下，糖尿病不易根治或彻底痊愈。但是，糖尿病病友切不要因为目前糖尿病尚无法根治而忧心忡忡，悲观失望。应正确认识糖尿病本身并不可怕，也不是不治之症，可怕的是严重威胁生命的并发症。因此糖尿病病友要坚持长期治疗，树立起战胜疾病的信心和决心，克服不利于治疗糖尿病的精神因素，在医生的正确指导以及密切配合下，控制糖尿病的发展，防止并发症的发生。值得注意的是，影响血糖控制的因素较多，如劳累、失眠、感染、饮食不节制、情志失调等，都可引起病情的复发和变化。因此，要坚持治疗。

此外，科学进步、医学发展，也不断会给糖尿病病友带来新的希望。国内外自体骨髓干细胞移植治疗糖尿病的临床研究方兴未艾，均证实自体骨髓干细胞移植治疗糖尿病的短期疗效肯定，安全性好，可减少患者胰岛素用量甚至停用胰岛素注射而达到控制血糖、减少糖尿病相关并发症的目的。但该疗法目前尚处于临床研究阶段，应用时间短，其远期疗效仍差。另外，国内还努力探索在1型糖尿病早期进行干预的研究。是否能彻底根治糖尿病，还需要进行长期、深入的研究。

19 血糖稍微高一点，不治没有关系

认知误区

我的血糖只是高了一点，不要紧，暂时不用药。

正解与忠告

首先，要知道，糖尿病的发生、进展是一个病理生理过程。血

糖正常者，当然是指空腹血糖、餐后血糖均正常。如果有遗传背景，在一些不良后天因素作用下，血糖会逐渐升高，进展至糖尿病前期，这时，要么空腹血糖升高，要么餐后血糖升高，还有两者均升高，此时由于胰岛素分泌业已异常，体内促发糖尿病并发症的因素已经启动，如氧化应激、炎症因子等，因此，这时就应该积极控制饮食、增加运动量，减少一些不良生活习惯，提倡清淡饮食，减少高糖、高脂、高钠饮食，戒烟，减少静坐、代步工具使用等。国内外研究均证实，增加治疗药物，效果更显著。对于糖尿病前期，还可以加用诸如二甲双胍、吡格列酮、阿卡波糖。患者可以检查

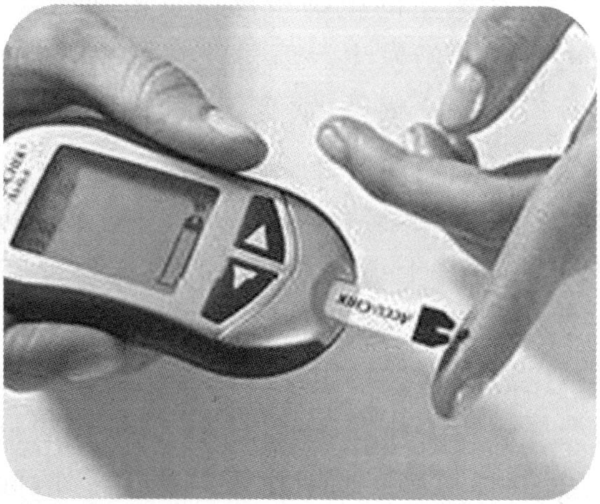

自己的胰岛素释放，和医生协商一个比较稳妥、易行的治疗措施。如果糖尿病已经确诊，即使血糖控制还不错，也要定期主动找医生，检查各种并发症，检查体重指数、血压、血脂、糖化血红蛋白等指标，评价有无并发症，或看看发生微血管并发症、大血管并发症的可能性有多大，进而确定治疗措施。如启用某些作用较微弱、又不引起低血糖的降糖药物，或者降压、调脂治疗。对于体重指数大于30以上的患者，往往合并严重的阻塞性睡眠呼吸暂停综合征，应该做睡眠监测，给予相应治疗，或者进行减重手术治疗。

20 某种糖尿病的药物你服用有效，对我也一定有效

认知误区

你用的降糖药血糖控制不错。我呢，也是糖尿病，也试试，暂时不用去医院了。

正解与忠告

糖尿病治疗模式虽然已经转变为以患者为中心，但是治疗方案，仍然需要医生、患者共同协商。比如二甲双胍，不管哪种剂型，主要副作用仍然是胃肠道反应，如果不能耐受，肯定不能照搬，还有使用剂量，国内外最大剂量是2500mg，因此剂量多少，还要和医生沟通。糖苷酶抑制剂阿卡波糖，最大剂量300mg，如果某些患者饮食中蛋白、脂肪比例偏高（这种情况多见于西方人），照搬该药显然难以达到预期的治疗效果。另外如美国最近批准上市的降糖药达格列净，可单独用于2型糖尿病，或同其他降糖药合用，也可以辅助用于1型糖尿病，该药对于易发生泌尿生殖道感染的糖尿病患者，尤其绝经后的女性患者，照搬该药即使降糖效果不错，但是如果感染机会增加，也是不可取的。至于血糖升高幅度不是太高的患者，轻易照搬胰岛素类制剂，会增加低血糖反应。还有血糖升高幅度较大的患者，照搬降糖幅度低的药物，血糖肯定难以达标。最后要强调的是，一定要考虑到个体差别在治疗中的作用。因此，要结合自己病情，医患协商，根据自己对药物的反应，经过一段时间观察，来确定自己的治疗方案。

21 血糖已控制到正常，可以不吃药、不打针了

认知误区

我的血糖经过最近治疗，控制基本正常，因此可以不吃药，不打针了。

正解与忠告

首先要看血糖情况，2型糖尿病用上胰岛素能否撤除？这取决于在治疗过程中，胰岛细胞功能恢复的程度。2型糖尿病人在使用胰岛素治疗中，自身的胰岛细胞的负担就会减轻，从而得到休息和恢复的机会。如果胰岛素的每日用量逐渐减少、直到胰岛素用量少于20单位，仍可将血糖控制在理想的水平，则有可能撤除胰岛素，改为口服降糖药治疗。有的病人，经过一段时间胰岛素治疗、再改为口服降糖药治疗后，口服药剂量比用胰岛素前的口服药物剂量减少许多。这说明胰岛素的治疗的确可以使胰岛细胞的功能得到部分的恢复。如果每日胰岛素用量不能逐渐减少，或有较严重的糖尿病慢性并发症，就不能撤除胰岛素治疗。如果使用胰岛素治疗及时，还可以延缓2型糖尿病人胰岛功能损害、衰竭，有利于血糖长期维持于理想水平。可以继续使用，不必停止胰岛素治疗。对于某些2型糖尿病，口服降糖药治疗一段时间，亦可以出现类似胰岛素治疗所看到的短期胰岛细胞功能恢复，这也叫2型糖尿病的蜜月期，可以停药，但是，目前，还没有更好的措施来延长蜜月期，最后还是要坚持药物治疗。

22 降糖的任何药都空腹吃

认知误区

常用的胰岛素、磺脲类降糖药都是餐前服用，因此，其他只要

是控制血糖的药物，都得饭前使用。

正解与忠告

胰岛素促泌剂分为两类：磺脲类主要通过刺激胰岛β细胞产生和释放胰岛素来降糖。此类药物的服用时间在餐前半小时，对餐后血糖的降糖效果优于进餐时或餐后服药。格列美脲是目前最新一代的磺脲类药物，能够高效而持久地发挥降糖作用，还可以根据血糖的水平调节胰岛素释放，在节省胰岛素释放的同时有效地降低血糖，避免了体重增加。一般早餐前服药，也可以每日固定某一时刻服用。非磺脲类胰岛素促泌剂瑞格列奈，降糖机理与磺脲类类似，也作用在胰岛β细胞，促进胰岛素的产生和释放，但结合位点与磺脲类不同。其降糖作用快而短，模拟胰岛生理性分泌，主要用于控制餐后高血糖，尤其适合老年糖尿病患者。一般每日2～3次，进餐前或进餐时口服，无须餐前半小时。双胍类主要为二甲双胍，该类药是治疗2型糖尿病的基本药物，尤其对于肥胖者为首选。单独用药不引起低血糖，与磺脲类合用则可增强其降血糖作用。该类药物无肝肾损害，长期应用安全可靠，常见不良反应主要为恶心、呕吐等胃肠道反应，故应餐后立即服药或餐中服药，并以小剂量250mg起始。葡萄糖苷酶抑制剂主要是阿卡波糖，可作为2型糖尿病的第一线药物，尤其适用于空腹血糖正常（或不太高）而餐后血糖明显升高者。可单独用药或与磺脲类、双胍类合用。常见不良反应为胃肠反应，如腹胀、排气增多或腹泻，单用本药不引起低血糖，但与磺脲类或胰岛素合用，仍可发生低血糖，此类低血糖进食双糖或淀粉类食物无效。对肝、肾功能不全者仍应慎用。不宜用于有胃肠功能紊乱者，服用方法是进餐时与第一口食物嚼碎后服用。饮食成分中应有一定量的碳水化合物，否则葡萄糖苷酶抑制剂不能发挥作用。胰岛素增敏剂噻唑烷二酮类，主要药物吡格列酮。服药时间大约在每天同一时间，与是否进餐无关。短效胰岛素必须餐前30分钟使用，速效胰岛素一般餐前即可使用，对于易发生低血糖者，可在进餐后5～10分钟使用，中效、长效胰岛素根据血糖，固定某一时刻使用，一般睡前使用。

23 因为糖尿病常有多尿，所以要控制喝水

认知误区

刚得糖尿病时，明显口渴，小便多，喝水多，因此要控制喝水。

正解与忠告

20世纪20年代前后，人们对于糖尿病治疗，还没有磺脲类、胰岛素这些有效降糖药物，因此，只好严格控制饮食、限制进水，显然这样貌似可以使一些糖尿病症状有所减轻，患者还是慢慢会呈全身衰竭状态。糖尿病常有口渴、喝水多的表现，病友们认为应该控制喝水，这是大错特错的。喝水多是体内缺水的表现，是人体的一种保护性反应，患糖尿病后控制喝水不但不能治疗糖尿病，反而使糖尿病更加严重，可引起酮症酸中毒或高渗性昏迷，是非常危险的。喝水有利于体内代谢废物、毒物随尿液排泄。喝水有预防糖尿病酮症酸中毒的作用。酮症酸中毒时更应大量饮水，轻的糖尿病酮症酸中毒院前急救就可以大量饮水。喝水可改善血液循环，预防进展至休克状态，也可以预防进展至高渗性昏迷。但是严重肾功能障碍，尿少、水肿时，要适当控制饮水。

24 糖尿病患者可以吸烟、饮酒

认知误区

得了糖尿病，已经治疗了，就可以喝酒、吸烟了。

正解与忠告

糖尿病患者绝对不能吸烟，有吸烟习惯的糖尿病患者必须尽快戒烟。众所周知，吸烟对人体有百害而无一利。对于糖尿病患者来说，害处就更大。首先，烟会刺激肾上腺素分泌，而肾上腺素可造成心动过速、血压升高、血糖升高，对患者十分不利。另外，对糖尿病患者威胁最大的就是大血管病变，特别是阻塞性血管病变，而吸烟正是阻塞性血管病变的罪魁祸首。有一些糖尿病患者认为，适量饮酒可以活血通络，御寒，调节精神。对此要针对具体患者情况具体分析。如果患者的病情较轻，逢节假日，亲戚朋友相聚，可以少量地饮一点酒，并且，最好是啤酒或低度的其他酒；如果病情不稳定，或伴有脂肪肝或心血管疾病，应禁止饮酒。因为饮酒会增加肝脏负担，乙醇的解毒主要是在肝脏中进行。肝脏功能正常的人，解毒能力强，能把大部分有毒物质进行转化，排出体外。而糖尿病患者的肝脏解毒能力较差，饮酒势必会加重肝脏的负担而引起损伤。过量饮酒还容易发生高脂血症和代谢紊乱。酒本身就是高热量食物，每克乙醇能产 7.4 千卡热量，糖尿病患者稍失控制，便可引起病情恶化。因此，血糖控制不佳的糖尿病患者不应该饮酒。对血糖控制良好的患者，应严格按照饮食计划：每周 1～2 次，啤酒每次 200～375ml，相当于 1 玻璃杯或 1 听易拉罐；葡萄酒每次 100ml 或 1 玻璃杯；绍兴黄酒、花雕酒每次 90ml；米酒 70ml；威士忌、白兰地每次 40ml；茅台、大曲、高粱酒每次 30ml。对血糖控制良好者，每天饮酒不超过全日总摄入热量的 6% 为原则，相当于一份 90 千卡的热量。

25 糖尿病患者出现任何症状都应该看内分泌科

认知误区

我是糖尿病患者，只要出现任何不适，都应去内分泌科治疗。

正解与忠告

糖尿病是一种慢性的、全身性代谢性疾病，糖尿病患者从头到脚都可以出现并发症。糖尿病患者，如果需要调整降糖药物剂量，调整治疗方案，或者出现用药后不适，首先要去内分泌专科，和主治医生商量解决。如果糖尿病患者出现了糖尿病的急性并发症或者是要检查相关的糖尿病的慢性并发症，主要也是面对内分泌科医师。但是，如果糖尿病患者有冠心病、心肌梗死或脑出血、脑梗死等大血管病变，就应该找相关的心血管及神经专科医师。比如糖尿病足，如果骨质破坏，还可能要找血管外科、骨科等相关科室协助处理。对于增值性视网膜病变，主要找眼科治疗。糖尿病性肾病如果发展到 4 期、5 期，主要就诊于肾病科治疗。如果是尿毒症期，主要靠透析治疗或者肾脏移植，需到泌尿外科就诊。而糖尿病导致的牙周病，往往需要口腔科协助处理。总之，糖尿病是一种全身性的疾病，常常到疾病晚期需要多学科互相协作来处理。

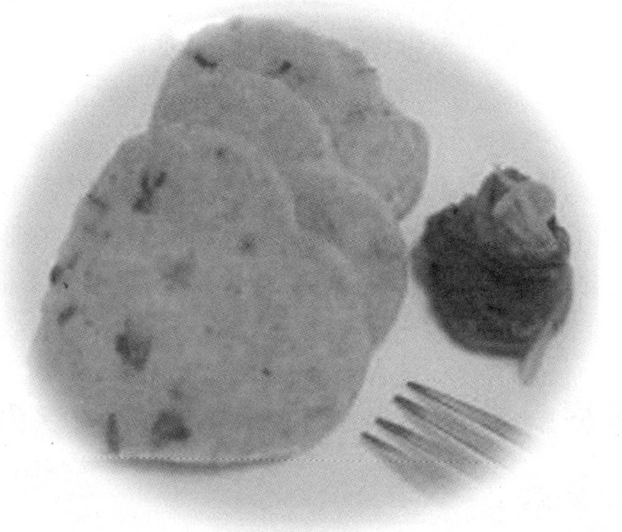

26 不管饮食也能治疗糖尿病

认知误区

我就是喜欢吃，从小到老都喜欢吃，现在得了糖尿病，医生说要控制饮食，我才不管呢，我该吃就吃，一样能治糖尿病。

正解与忠告

健康的生活方式是糖尿病患者控制血糖、预防并发症的根基。同时也是正常人群保持身体健康的必要手段。所以，无论是糖尿病患者，还是健康人，都应该进行膳食及运动的管理。

健康的生活方式是指通过合理的膳食、合理的运动达到能量、营养元素的供需平衡，维持正常的体态，达到身体和心理的健康和谐。

糖尿病患者合理膳食的目的在于满足日常生活中机体新陈代谢所需能量，不产生过剩能量以脂肪形式堆积，减轻胰岛素抵抗，平稳控制血糖，延缓糖尿病慢性并发症的出现。

在糖尿病患者就诊时医生会根据患者身高、疾病状态、工作强度等多种因素计算患者全天需要的热量。按每产生 90 千卡的热量为一个食品交换份来计算，制定全天所需食品交换份数量。

现举一例说明：

50 岁男性，身高 175cm，从事办公室文职工作，无其他基础疾病。

第一步：计算标准体重

$$175-100=75kg;$$

第二步：计算每日所需总热量：

$$75\times35=2625 \text{ 千卡}$$

（按轻体力劳动者每日每千克理想体重所需热量 30～35 千卡）

第三步：转化为食品交换份

$$2625 \div 90 \approx 29 \text{ 份}$$

我们日常生活中常常食用的食物一般包括谷薯类、蔬果类、肉蛋类和油脂类。谷薯类食物含碳水化合物较丰富，包括谷类和薯类食物；蔬果类含丰富的维生素、矿物质和膳食纤维；肉蛋类含丰富的蛋白质，包括肉、鱼、乳、蛋、大豆及豆制品；油脂类包括能量丰富的油脂和坚果类食物。

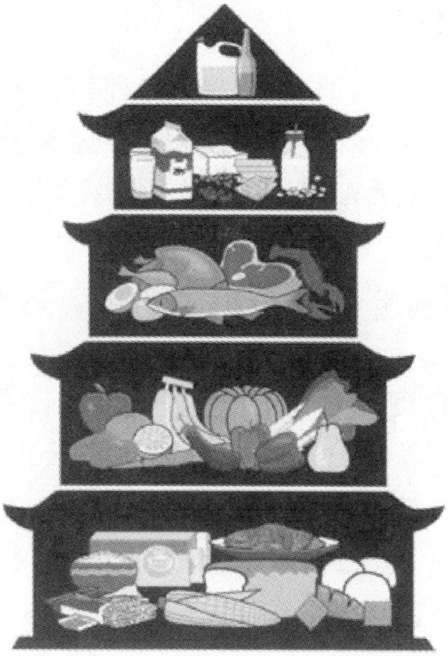

对于这名患者，将29个食品交换份按一定比例分配到以上四种常用食物中，再分配到三餐，保证每餐营养素的均衡摄入。特别注意，各组内食物可进行互换，从而保证了糖尿病患者饮食的多样性和易操作性。

饮食管理既是控制糖尿病所必需的，又是健康人健康生活方式的组成部分，它们的内容相近，所以，和家人一起进行饮食管理吧。因为家人的陪伴，糖尿病患者会更易坚持；因为有健康饮食，家人也会变得更加健康。

27 管理饮食就是饿肚子

认知误区

得了糖尿病，医生说让我控制饮食，每天只吃七分饱，我觉得好饿，但是为了降血糖，我还是要坚持。

正解与忠告

糖尿病患者是需要进行饮食管理的。饮食管理的目的在于满足日常生活机体新陈代谢所需能量，但不产生过剩能量以脂肪形式堆积。换句话说就是既要满足生理需要又不会超量。所以，每日需要进食多少是由患者的身高、疾病状态、劳动状态等因素决定的，不是由饥饿感决定的。

七分饱，是一种感觉。饥饿感的产生与胃排空和中枢神经系统对葡萄糖、脂类浓度的感受有关。胃排空的速度与进食的种类、速度有关。蛋白质及脂类食物排空较快，碳水化合物排空较慢；固体食物排空较慢，液体食物排空较快。因此如果按糖尿病患者饮食管理的推荐饮食搭配进餐，进食合理比例的混合餐，每餐都包括碳水化合物、蛋白质及油脂，均涉及谷薯类、蔬果类、肉蛋奶类及油脂类等常用食物，胃排空较慢，约4～5小时，不易产生饥饿感；而如果在总热量相同的情况下，单一进食富含碳水化合物的谷薯类食物，胃排空时间仅为2小时，非常容易产生饥饿感。饥饿感主观性很强，与遗传亦有一定关系，每个人的饥饿感阈值亦不相同。因此，依靠是否有饥饿感判断能量摄入充足与否是不可取的。

长期的饥饿感会使生活幸福感下降，降低生活质量。长期饥饿感还会引起报复性进食，反而不利于血糖的平稳控制。

所以，饮食管理不是饿肚子。按照糖尿病饮食的要求，保证热量的合理供应，四大类物质合理搭配，既可以平稳控制血糖，又不会产生明显的饥饿感，使糖尿病患者在控制血糖的同时，又不降低生活幸福感。

28 为了降血糖，每天只吃粗粮

认知误区

都说粗粮升高血糖没那么厉害，所以我不吃细粮，每顿饭都吃粗粮。

正解与忠告

粗粮是相对我们平时吃的精米白面等细粮而言的，主要包括谷类中的玉米、小米、紫米、高粱、燕麦、荞麦、麦麸以及各种干豆类，如青豆、赤豆、绿豆等。

由于加工简单，粗粮中保存了许多细粮中没有的营养成分。粗粮含碳水化合物比细粮要低，并且富含B族维生素。粗粮含有丰富的不可溶性纤维素，有利于保障消化系统正常运转。它与可溶性纤维协同工作，可降低血液中低密度胆固醇和甘油三酯的浓度；增加食物在胃里的停留时间，延迟饭后葡萄糖吸收的速度，降低高血压、糖尿病、肥胖症和心脑血管疾病的风险。

同时，很多粗粮还具有药用价值：荞麦含有其他谷物所不具有的叶绿素和芦丁，可以治疗高血压；玉米可加速肠部蠕动，避免患大肠癌，还能有效地防治高血脂、动脉硬化、胆结石等。

因此，适当多吃粗粮对控制血糖及保健均是有益的。

但是，长期过多食入粗粮有一定危害：

(1) 影响蛋白质、脂肪的吸收：由于粗粮中含有的纤维素和植酸较多，每天摄入纤维素超过50克，而且长期食用，会使人的蛋白质补充受阻、脂肪利用率降低，造成骨骼、心脏、血液等脏器功能的损害，降低人体的免疫能力，甚至影响到生殖力。

(2) 阻碍钙、铁、锌、磷的吸收：粗粮中的植酸含量较高，会阻碍钙、铁、锌、磷的吸收，影响肠道内矿物质的代谢平衡；缺铁和锌会造成老年人贫血和大脑早衰。

（3）减少胆固醇吸收，导致雌激素合成减少：食物中的胆固醇会随着粗粮中的纤维排出肠道，胆固醇的吸收减少，就会导致女性激素合成减少，影响子宫等生殖器官的发育。

（4）消化功能减弱：老年人由于胃肠功能减弱，吃粗粮多了会腹胀、消化吸收功能减弱。时间长了，会导致营养不良。

所以，粗粮虽好，但要注意食用方法。目前，建议健康人常规饮食中应该含有30～50克纤维素。老人每天的纤维素摄入最好不要超过25～35克。青春期少女的纤维素摄入，每天不应超过20克。饮食中以6分粗粮、4分细粮最为适宜。吃粗粮的同时还要注意多喝水，粗粮中的纤维素需要有充足的水分做后盾，才能保障肠道的正常工作。

29 为了糖尿病戒了面食

认知误区

都说面食升糖厉害，得了糖尿病以后我不吃面食了，只吃米饭。

正解与忠告

我国北方特别是西北地区主要以面食为主食，南方以米饭为主食。

白面和大米都属于谷类，主要富含碳水化合物，其次还含有一定的蛋白质，为机体新陈代谢提供能量，二者的产热能力是相当的。

在消化程度方面，大米和面食没有什么差别，都是容易消化的食品。但在烹调方法上来讲二者有一定差别。按照一般的烹饪方法，蒸米饭时大米与水的体积比例约为1∶1，而做面条或蒸馒头和面时面粉与水的体积比例多为 1∶0.5～0.6 左右。因此，做成熟食后，相同重量的米饭或馒头含大米或白面的质量是不同的。比如，同为 2 两，米饭中含大米大约仅为 1 两，馒头中含面粉则约为 1.3 两左右；反过来说，如果都要求进餐 2 两主食（按大米或白面计算），做成米饭重约 4 两，做成馒头可能仅有 3 两，在饱腹感方面就有差别了。

知道了面食和米饭在烹调方法上的差别，就能明白造成血糖升高幅度不一样的原因不是面粉和大米的差别，而是烹调方法上的差别。所以，医生在为患者制定饮食计划时一般都会特别指出主食量系面粉或大米的重量，这样比较好衡量。

西北地区生活方式以面食为主，且以面条形式为主，进餐时主食量多，蔬菜、肉蛋奶及油脂均较少，进餐后血糖升高幅度较大；而如果注意改进进餐结构，如适量进食面条，配以足量的蔬菜、精瘦肉及油脂，进食混合餐，可使血糖升高幅度下降。

所以，糖尿病患者不需要戒了面食，注意面食所含面粉的重量、烹调方法及副食搭配，一样可以平稳控制血糖。

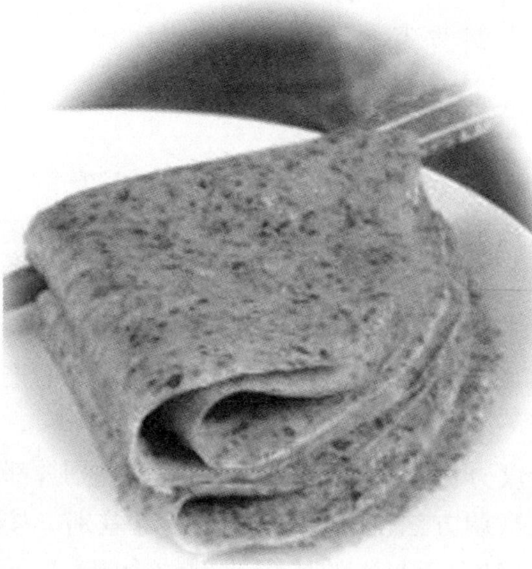

30 为了糖尿病戒了水果

认知误区

水果都是甜的，升高血糖可厉害了，为了控制好血糖，我不吃水果了。

正解与忠告

水果是平衡膳食的重要组成部分，与人体健康息息相关。水果不仅可以调剂口味，其营养成分和营养价值与蔬菜相似，是人体维生素、类胡萝卜素和矿物质的重要来源之一。水果对维持人体各种生理功能起着重要的作用，具有较高的营养价值和保健功能。

水果普遍含有以下物质：

（1）碳水化合物：水果中的碳水化合物以糖、淀粉为主，纤维素和果胶的含量也很高。水果的品种多，具体碳水化合物的含量与种类有一定的区别。未成熟的水果含有一定的淀粉，随着水果的成熟，淀粉转化为单糖或双糖。水果中的膳食纤维主要以果胶类物质为主，山楂、苹果、柑橘含果胶类物质比较多，具有很强的凝胶性。

（2）维生素和矿物质：水果中含丰富的维生素，特别是维生素C，鲜枣、酸枣、山楂、橘等含量较高。水果特别是枣类含有比较多的生物类黄酮，对维生素 C 具有保护作用。此外，水果中也含有丰富的无机盐，特别是钙、钾、钠、镁、铜等，属于理想的碱性食物。

（3）色素与有机酸：富含色素是水果的一大特色，它赋予水果不同的颜色。如花青素使水果呈紫色，能溶于水。胡萝卜素使水果呈黄色，其中 β-胡萝卜素可转化为视黄醇（维生素 A）。水果中的有机酸主要有苹果酸、柠檬酸、酒石酸，微量的琥珀酸、苯甲醋酸等。

糖尿病患者在血糖控制平稳时可以食用水果。空腹血糖控制在7.0mmol/L以下，餐后2小时血糖控制在10.0mmol/L以下，糖化血红蛋白控制在7.0%以下，没有过高或过低血糖出现。如果血糖尚未达标，可暂时用黄瓜、西红柿等代替水果。

吃水果的时间：水果一般作为加餐食用，也就是在两次正餐中间或睡前一小时吃，可以避免一次性摄入过多的碳水化合物。

吃水果的数量：根据水果对血糖的影响，按食物交换份的方法，每天可食用200克左右的水果(可提供约90千卡的热量)，同时应减少半两(25克)的主食，以使每日摄入的总热量保持不变。

水果的选择：各种水果的碳水化合物含量为6%～20%。应选择含糖量相对较低及升高血糖速度较慢的水果。一般而言，猕猴桃、草莓等含糖量较低，对糖尿病人较为合适，而香蕉、红枣、荔枝、红果、菠萝、甜橘、葡萄等含糖量较高，糖尿病人不宜食用。

31 饮食随便吃，吃多了加点药

认知误区

我现在已经用降糖药了，甚至还打了胰岛素，饭可以随便吃，吃多了多吃点药、多打点胰岛素就可以了。

正解与忠告

平稳控制血糖是预防和延缓糖尿病并发症发生的重要方法。平稳血糖的控制不仅需要药物的辅助，更为重要的是饮食及活动的良好管理。降糖药物剂量的制定主要基于稳定的饮食及活动状态，三者共同维持血糖的稳态。当其中一个因素，如饮食发生波动时，必然造成血糖的波动。而血糖的波动较之于持续高血糖有更高的危害。基础研究表明组织细胞对于稳定的高血糖环境，具有一定的适应能力，而当处于反复波动的高血糖环境时，这种适应能力欠缺，从而导致血管内皮细胞的损伤及凋亡，促进血管并发症的发生与发展。临床研究也表明血糖反复波动，容易导致治疗过程中频繁发生低血糖，使交感神经兴奋性异常增高，从而增加心脑血管疾病的发生率及死亡率。一般说来，血糖波动性越大，慢性并发症的发生率越高、预后越差。

此外，糖尿病患者的饮食计划是基于患者标准体重、劳动强度及疾病状态等因素而制定的。能量的供给已经可以满足新陈代谢所必需，过多的食物摄入，导致能量摄入增加，过剩的能量以脂肪的形式囤积在机体内，加重胰岛素抵抗，使血糖更加难以控制，造成恶性循环。

因此，只有通过规律饮食和活动，才能平稳控制血糖，预防糖尿病并发症的发生，延缓糖尿病并发症的进程。吃饭时不控制，吃多了多用药的方法是不可取的。

32 少食多餐就是可以随便吃零食

认知误区

得了糖尿病，医生让我少食多餐，这可好啊，我本来饭量就小，喜欢吃零食，那我就少吃点饭，多吃点零食，饿了我就随便吃，岂不很好？

正解与忠告

正常人在进餐后，随着血糖浓度的升高及肠道激素的作用，自身胰岛素分泌增加以控制餐后升高的血糖浓度，维持血糖稳态。胰岛素升高幅度可达到空腹水平的5～10倍，其高峰多出现在进餐半小时到1小时之间。糖尿病患者胰岛β细胞功能受损，自身胰岛素分泌能力下降，特别是表现在餐后胰岛素分泌能力下降，其峰值延迟，常难以达到空腹水平的5倍。因此，糖尿病患者要求少食多餐，减少每一餐的能量摄入，以适应下降的胰岛β细胞能力，避免餐后血糖的过度升高。

分餐的原则是总热量不变，保留三餐主餐，根据个人情况，加餐1～3次，加餐在两次主餐之间，定时进餐，每次加餐热量摄入不可过多。加餐多以水果、牛奶、小点心(不含糖)为宜。

由此可以看出多餐并不是想吃就吃。随意进餐，会导致进食量难以掌控，多数会造成总热量超标，过剩的热量以脂肪的形式囤积下来，增加胰岛素抵抗，进而增加血糖控制难度，增加糖尿病血管病变的风险；药物降糖方案的制定，基于稳定的进餐、活动方式，当进餐发生频繁波动时，降糖药物无法按时投放，降糖效果变差；随意进餐还会造成血糖的频繁波动，促进糖尿病慢性并发症的发生，增加心、脑血管事件发生的几率。

少食多餐是平稳控制血糖的方法之一，要遵循定时、定量的原则。

33 荤油不能吃，植物油可以多吃些

认知误区

荤油不好，吃多了会得心梗、脑梗，不能吃；植物油好，可以多吃些。

正解与忠告

动物油是动物脂肪，动物油以猪油为代表，含饱和脂肪酸和胆固醇较多。动物油中的胆固醇是人体组织细胞的重要成分，是合成胆汁和某些激素的重要原料。动物油具有促进脂溶性维生素A、D、E、K等的吸收作用。由于动物油含有较多的饱和脂肪酸和胆固醇，所以过多食用易引起高血压、高脂血症、动脉硬化、冠心病及脑血管意外，对人体不利。

植物油是由不饱和脂肪酸和甘油化合而成的化合物，广泛分布于自然界中，是从植物的果实、种子、胚芽中得到的油脂。如花生油、豆油、亚麻油、蓖麻油、菜子油等。植物油的主要成分是直

链高级脂肪酸和甘油生成的酯，脂肪酸除软脂酸、硬脂酸和油酸外，还含有多种不饱和酸，如芥酸、桐油酸、蓖麻油酸等。

食用油中还有一种必需脂肪酸，它是一种人体新陈代谢不可缺少的物质，不但会影响生物膜结构的更新，还能促进胆固醇变成胆汁酸盐，阻止胆固醇在血管壁上沉淀，进而起到防止动脉硬化的作用。植物油所含的必需脂肪酸要高于动物油。另外，植物油中不含胆固醇，而含有豆固醇、谷固醇等植物固醇。这类植物固醇不会被人体吸收，而且能够阻止人体对胆固醇的吸收。

相对于动物油来说，植物油的致动脉粥样硬化作用确实较弱。但这并非绝对的，如鱼油是动物油，却含有大量的不饱和脂肪酸，特别是海产鱼中含量丰富，可以用于高脂血症的预防及干预；而植物油中的椰子油和棕榈油含饱和脂肪酸较多。特别需要注意的是市面上出售的植物奶油或植物黄油，它们是大豆油经人工加氢制造的产品，口感和烹调效果都类似黄油，脂肪酸比例也类似黄油。尽管它们不含有胆固醇，却含有反式脂肪酸，促进动脉粥样硬化、冠心病及血管意外的发生，营养价值较黄油更低。

动物油和植物油虽然有差别，但它们的主要成分都是脂肪，在人体内所产的热能相同。1 克脂肪产热 9 千卡，是蛋白质及碳水化合物的 2.25 倍。因此，从总热量控制的角度考虑，即便是植物油亦不能过多食用。食用过多的植物油会造成能量摄入过多，而引起肥胖。

一般来讲，每人每日所需的食用油量约为 2 汤匙。在烹调食物时尽量选择如蒸、煮、炖、焖、凉拌等方法，尽量避免油炸、油煎的烹调方法。

34 喝粥养胃易消化，要多吃

认知误区

喝粥利于消化、养胃，我就喜欢每天喝点稀饭，舒服啊。

正解与忠告

在中国四千年有文字记载的历史中，粥的踪影伴随始终。关于粥的文字，最早见于周书：黄帝视烹谷为粥。粥作为一种传统食品，在中国人心中的地位超过了世界上任何一个民族。

粥容易消化，喝粥可以增强食欲，补充体力，防止便秘，预防感冒，防止喉咙干涩、调养肠胃、延年益寿。特别是粥油具有很强的滋补作用，可以和参汤媲美。粥熬好后，上面浮着一层细腻、黏稠、形如膏油的物质，中医里叫做“米油”，俗称粥油。

通常所说的粥油是由小米或大米熬粥后所得的。中医认为，小米和大米味甘性平，都具有补中益气、健脾和胃的作用。二者用来熬粥后，很大一部分营养进入汤中，其中尤以粥油中最为丰富，是米汤的精华，滋补力之强，丝毫不亚于人参、熟地等名贵的药材。清代赵学敏撰写的《本草纲目拾遗》中记载，米油“黑瘦者食之，百日即肥白，以其滋阴之功，胜于熟地，每日能撇出一碗，淡服最佳”。清代医学家王孟英在他的《随息居饮食谱》中则认为“米油可代参汤”，因为它和人参一样具有大补元气的作用。中医有“年过半百而阴气自半”的说法，意思是说老年人不同程度地存在着肾精不足的问题，如果常喝粥油，可以起到补益肾精、益寿延年的效果。

但是，粥的主料为大米或者小米等谷类食物，富含淀粉。淀粉是葡萄糖的高聚体，水解到二糖阶段为麦芽糖，完全水解后得到单糖(葡萄糖)。大米中含淀粉62％～86％。粥在熬煮过程中，淀粉高分子多聚糖逐渐裂解为分子量小的多聚糖，这种低分子量多聚糖进入肠道后非常容易裂解为葡萄糖而被人体吸收，使血糖迅速上升，其升糖指数较高，不利于餐后血糖的控制；而迅速吸收的葡萄糖，易使下一餐前发生低血糖；粥为液体，从胃排空很快，容易产生饥饿感，不利于糖尿病患者控制饮食。

升糖指数是指在标准定量下(一般为50克)某种食物中碳水

化合物引起血糖上升所产生的血糖时间曲线下面积和标准物质(一般为葡萄糖)所产生的血糖时间下面积之比值,它反映了某种食物与葡萄糖相比升高血糖的速度和能力。是反映食物引起人体血糖升高程度的指标,是人体进食后机体血糖生成的应答状况。糖尿病患者应当尽量选用升糖指数低的食物。同一种食材烹饪方法不同,其升糖指数亦不相同。

所以,有粥虽好,但糖尿病患者要慎用。

35 南瓜可以降血糖

认知误区

很多人都说吃南瓜可以降糖,我每天都吃蒸南瓜。

正解与忠告

所谓"南瓜降糖"的说法,可能是一个来自日本的报道,但未得到进一步的证实。据说在上世纪80年代初,日本北海道地区糖尿病患者高达5%,但北海道有个村子却没有一名糖尿病患者,经日本一位医学专家深入细致地考察和研究,发现这一现象与当地居民食用嫩南瓜有关,经鉴定这种南瓜为"裸仁南瓜"。这种说法目前在日本并没有得到内分泌、营养学专家的认可,没有明确的结论。而中国的很多商家以此为依据,开发出了很多产品。

南瓜是一种常见食物,具有很高的营养价值。南瓜含有丰富的胡萝卜素和维生素C,可以防治夜盲症、护肝、使皮肤变得细嫩。黄色果蔬还富含两种维生素,维生素A和D,维生素A能保护胃肠黏膜,防止胃炎、胃溃疡等疾患发生;维生素D有促进钙、磷两种矿物元素吸收的作用,进而有壮骨强筋之功,对于儿童佝偻病、青少年近视、中老年骨质疏松症等常见病有一定预防之效。南瓜中的果胶可以让人免受粗糙食品的刺激,保护我们的胃肠道黏膜。另外南瓜还可以消除致癌物质亚硝酸的致突变作用，从而可以预防肿瘤的发生。南瓜中还含有钴，食用后有补血作用。南瓜中含有丰富的锌，参与人体内核酸、蛋白质的合成，为人体生长发育的重要物质。据《本草纲目》注，南瓜性温，入脾、胃经，具有补中益气、消炎止痛、化痰排脓、解毒杀虫功能、生肝气、益肝血。

作为食物，南瓜在常见的食物中归属于蔬果类，其主要提供纤维素、维生素和矿物质，350g 南瓜可产生 90 千卡热量，为一个食品交换份。

“南瓜降糖”系谬传，目前尚无充足的科学依据。南瓜含有丰富的营养价值，可作为蔬果类食物食用。

36 坚果好处一大筐，糖尿病患者要多吃点

认知误区

坚果有很多好处，可以预防老年痴呆，可以预防心脑血管病，我得了糖尿病，本身就好发心脑血管病，我可得多吃点坚果。

正解与忠告

坚果，闭果的一个分类，果皮坚硬，内含 1 粒种子，如板栗、榛子、松子、葵花子等。坚果是植物的精华部分，一般都营养丰富，富含蛋白质、油脂、碳水化合物、矿物质、维生素及膳食纤维。坚果中脂肪含量多数在 40% 以上，而核桃中的含量高达 60% 以上，所含的脂肪绝大部分是属于多不饱和脂肪酸，包括亚麻酸、亚油酸等人体的必需脂肪酸，而多不饱和脂肪酸有降低血清总胆固醇、低密度脂蛋白-胆固醇及甘油三酯水平和提高高密度脂蛋白-胆固醇水平的作用，有利于高脂血症和冠心病的防治。此外坚果类食品中还含有丰富的维生素 E 、无机盐和微量元素，而维生素 E 具有抗氧化、抗自由基的作用。目前研究显示坚果的对人体健康的作用主要体现在降低妇女发生 2 型糖尿病的危险、降低心脏

性猝死率、清除自由基、补脑益智及提高视力。

坚果主要富含油脂，产热量很高，在常见食物中被分在油脂类。1g 油脂产生 9 千卡热量，为蛋白质和碳水化合物产热能力的 2.25 倍。每 100g 松子产热 619 千卡，相当于 550g 米饭；每 100g 葵花子产生热量 616 千卡，相当于 550g 米饭；每 100g 开心果产生热量 552 千卡，相当于 475g 米饭；每 100g 榛子产热 594 千卡，相当于 500g 米饭。因此在进食坚果时应注意少量食用，推荐每日进食不超过 30g，并相应减少其他油脂或碳水化合物的摄入。还应注意在血糖稳定时食用坚果。

37 为了血糖达标，每天只吃一点点

认知误区

人们都说得了糖尿病要少吃，为了控制好血糖，我每天只吃一点点饭，每顿都不敢多吃，得了糖尿病以后我都瘦了 20 千克了，看我一米七的个头，以前 75 千克，现在只剩下 55 千克了。

正解与忠告

在日常生活中影响血糖的因素很多，比如情绪、天气、疾病等，但主要因素有三个：饮食、活动及药物，饮食和活动是保证机体新陈代谢的主要方面，是所有干预血糖措施的根基。个人每日饮食量是根据患者的身高、疾病状态、工作强度制定的，其旨在保证新陈代谢正常进行。在此基础上再给予运动指导、药物干预，以保证血糖稳态。

误解的产生在于将饮食和血糖的关系本末倒置了。

糖尿病患者如若长期处于饥饿状态，碳水化合物得不到充足供给，就会出现消耗自身脂肪、蛋白质的情况，其他营养素也会缺乏，造成机体长期处于饥饿应激状态下，血糖亦不会得到良好控制；同时因为各种营养素、热量的缺乏，易患缺铁性贫血、巨幼细

胞性贫血等营养缺乏性疾病。

在糖尿病患者初次就诊时，医生多会根据患者身高、疾病状态、工作强度等多种因素计算患者全天需要的热量，并对患者进行饮食指导。糖尿病患者根据医生给予的指导原则，在日常生活中不断摸索适合自己的饮食方式。不仅要保证热量的合理供应，还要注意食物的多样性，以保证各种营养素的摄取。

我们日常生活中常常食用的食物一般包括谷薯类、蔬果类、肉蛋类和油脂类。谷薯类食物含碳水化合物较丰富，包括谷类和薯类食物；蔬果类含丰富的维生素、矿物质和膳食纤维；肉蛋类含丰富的蛋白质，包括肉、鱼、乳、蛋、大豆及豆制品；油脂类包括能量丰富的油脂和坚果类食物。

糖尿病患者控制饮食要合理、科学，切不可本末倒置。

38 糖尿病患者需要专门食品

认知误区

我得糖尿病2年了，老婆每次都为我单独做饭，我用的面粉是糖尿病患者专用的，我吃的饼干也是糖尿病患者专用的，总之，得了糖尿病就要用糖尿病患者专用食品。

正解与忠告

糖尿病患者的一日三餐与正常人的健康饮食大同小异，重点在于热量供给的固定，而非其他。糖尿病饮食的宗旨是定时、定量进餐，兼顾饮食的合理性及科学性。

总热量的摄入是根据身高、理想体重、劳动强度及疾病状态制定的。相同身高、年龄相仿的糖尿病患者，重体力劳动者每日主食量就会多一些，轻体力劳动者每日主食量会少。但其食物的内容是一样的，医生或营养师为您估算食物的重量亦是按照日常生活中的米、面、蔬菜等估算的。

市面上常见的糖尿病专用食品，大多利用了糖尿病饮食中的一些概念点。比如，有人认为糖尿病患者吃粗粮好，于是就有商家开发带麸子的面粉给糖尿病患者食用。在前面的问题中我们已经提到了，粗粮固然好，但食用要适量，否则会增加肠胃负担，给患者带来不适，更有甚者，过量食用粗粮会增加患胃癌的几率。这样的面粉与我们日常生活中常用的面粉热量不同，产热能力亦不相对固定，对医生制定饮食计划带来了很多不确定性。同时增加了家庭烹饪的难度，使糖尿病患者产生孤立感，反而不利于糖尿病的长期控制。

还有一些商家，开发糖尿病患者专用的降糖食品，这就更不可取了。众所周知，凡是食物都会产生热量，热量摄入后会导致血糖升高。如果摄入某种食物后血糖不升反降，就要特别引起我们的警觉了。需要明确是什么物质使本应升高的血糖下降了。

综上所述，无论从有效性、操作性、便利性角度考虑，还是从安全性角度考虑，糖尿病患者都不需要进食糖尿病专用食品，和它们说“bye-bye”吧。

39 天然果糖能降糖，可以多吃

认知误区

医生说蔗糖不能多吃，但是我特别爱吃甜食，没有甜味儿，这东西也不好吃啊，所以我就发现了果糖啊，果糖不是葡萄糖，不升高血糖，我可以放心地吃了。

正解与忠告

果糖是葡萄糖的同分异构体，含 6 个碳原子，也是一种单糖，它以游离状态大量存在于水果的浆汁和蜂蜜中，果糖能与葡萄糖结合生成蔗糖。

果糖，与传统的天然糖之间最大的区别就是升糖指数低，即

GI值低。GI(Glycemic Index)是反映食物引起人体血糖升高程度的指标。在同等条件下,如果将食用葡萄糖后所产生的血糖升高指数当作100的话,那么食用果糖后,人体的血糖升高指数仅为23,甚至有的能低至19,而蔗糖则高达65。也就是说,食用果糖后人体血糖的升高程度要远远低于其他传统的天然糖品。同时,果糖的甜度是蔗糖的1.8倍,是所有天然糖中甜度最高的糖,所以在同样的甜味标准下,果糖的摄入量仅为蔗糖的一半。而且,与人工合成的甜味剂相比,果糖在营养性与安全性上可靠得多。所以,果糖在糖尿病患者食品中得到了广泛的认可,并给予广泛应用。

但是,果糖的摄入量不宜过大。果糖进入身体内是需要转化为葡萄糖或糖原才能被利用的,所以,果糖升糖指数低,但还是会升高血糖的。果糖和葡萄糖一样能转化合成甘油三酯,过分摄入也会导致肥胖和高脂血症。一次性过多摄入果糖,还会导致果糖吸收不良,引起肠胃反应。另外,近期有报道称喝果汁时所吸收的大量果糖,会增加患直肠癌的几率。

所以,果糖固然有些许好处,但是不宜过多食入。

40 一觉睡到日上三竿,早饭漏掉了

认知误区

我才25岁,我工作不忙,也没什么规律性,我经常晚上两三点才睡,一觉睡到第二天中午十一二点,早饭就没时间吃了,每天只吃中饭和晚饭,偶尔加个夜宵。

正解与忠告

糖尿病患者的饮食宗旨除了定量外,尚有很重要的一点——定时。

正常人的胰岛素分泌存在两种模式,一种是非进食状态下的

基础胰岛素分泌，一种是进餐时的大剂量胰岛素分泌。基础胰岛素分泌与体内多种激素分泌相适应，对于正常人来说这种节律是与太阳的升起和落下相关联的，是有规律的。当一个人的作息时间不规律，与日出、日落不相吻合，其体内激素及胰岛素的分泌节律均是紊乱的，血糖控制是不会平稳的。

每位糖尿病患者每日所需的热量是固定的。将总热量分配到三餐，合理搭配四大类食物，保证热量和营养元素的供给。在此基础上，药物治疗方案得以制定。当每日进餐次数、时间不固定时，每餐摄入的食量势必无法相对固定，药物无法适量投放，血糖波动成为必然。而且，因为进餐次数不定，每日摄入热量难以估算，长此以往，可能造成长期热量摄入不足或过剩。前者造成营养不良，后者增加体重，使血糖更加难以控制。

41 糖尿病患者吃药比运动重要

认知误区

我是糖尿病患者，只要我每天都按时吃药，运动可做可不做，因为吃药比运动重要。

正解与忠告

很多糖尿病患者会觉得，患病之前做运动可以提高抵抗力，好的体质没那么容易患病，但既然已经患上糖尿病了，还何必要做运动呢？而且运动会引起血压升高，不是不利于病情吗？其实，合理的运动可以起到恢复糖代谢，预防或控制并发症的作用。运动不但不会加重病情，反而会促进病情好转，不过糖尿病患者的运动要建立在合理和科学的基础上。

糖尿病患者强调运动的益处：

第一，运动能降血糖。运动能提高身体对胰岛素的敏感性，增强胰岛素和受体的亲和力，并且能增加肌肉对葡萄糖的利用，以此有效地改善糖代谢，达到降糖目的。

第二，运动能降血脂和血压。血液中的胆固醇里有一类叫“低密度脂蛋白胆固醇”，是“坏胆固醇”，它与冠心病等心血管疾病的发生有关，而高密度脂蛋白胆固醇是“好胆固醇”。研究发现，运动能升高“好胆固醇”，有效预防和治疗高血压、冠心病和高血脂。

第三，运动能提高药物疗效。运动能减少体内脂肪，研究发现，肥胖的2型糖尿病患者体重减轻后，体内的胰岛素抵抗就随之减轻，从而提高降糖药物的疗效。

第四，运动还能强壮肌肉，增强体质，提高身体的免疫力。

第五，运动有助心理健康。糖尿病患者的心理问题近年已受到越来越多的关注，心情不好不但阻碍患者积极就医，且情绪本身就会引起血糖波动。糖尿病患者参加运动，能增加人与人之间交流的机会，保持心情愉快，从而增强战胜疾病的信心。

因此运动治疗对于糖尿病患者是基础，应该重视。

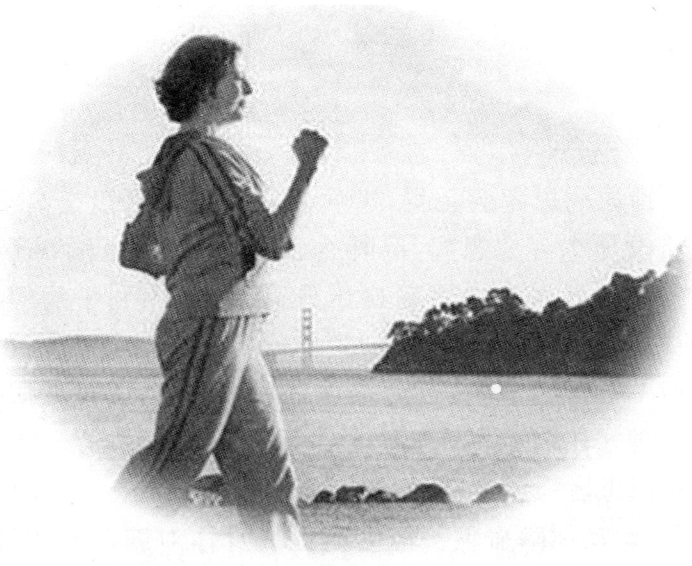

42 糖尿病患者运动强度越大、运动频率越高越好

认知误区

生命在于运动，虽然我是糖尿病患者，也可以像正常人一样运动，而且为了更好的降糖，我可以一开始就进行大的运动量，而且运动次数越多越好。

正解与忠告

糖尿病患者不宜参加激烈的比赛和剧烈的运动，而应进行有一定耐力的持续缓慢消耗的运动。应做到循序渐进，持之以恒。因为剧烈的运动可以使体内升糖激素水平升高，使血糖升高；同时，过量的运动还可使脂肪分解产生酮体，在胰岛素不足时导致酮症酸中毒。

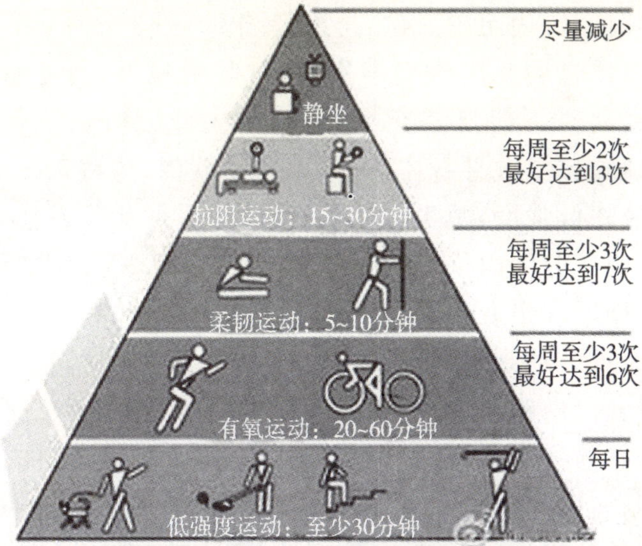

对于糖尿病患者我们提倡适度运动，大量的运动不但会造

成运动损伤，还会诱发低血糖、心肌缺血等。糖尿病患者的运动强度因人而异，对于无并发症的患者适当增加运动强度可改善体质。而年老体弱或有并发症的患者，高强度的运动只会加重病情。平缓持续的运动，如散步、慢跑、骑自行车更为合适。运动疗法是糖尿病治疗的重要环节，但是，一旦患者有感染或身体不适，此时静养更重要，运动会恶化病情。有研究表明，一周三次运动即可达到健身的目的。

糖尿病患者运动的频率应保证安全性和有效性。每星期运动3～5次较为适宜，可根据每次运动量的大小而定。如果运动量较大，间歇宜稍长。但运动间歇超过3～4天，则运动锻炼的效果及蓄积作用将减少，难以产生疗效，因此运动锻炼不应间断。如果运动量较小，且身体条件较好，运动后又不疲劳，可坚持每天运动1～2次。活动时病人的心率应达到个体最大心率的60％，3～5次/周运动，每次活动时间20～30分钟，肥胖病人可适当增加次数。适宜运动量：运动后有发汗，稍感饥饿。

运动时间每周至少三次，每次持续20～30分钟，可逐渐延长至1小时，休息后肌肉酸痛消失，饮食睡眠良好，身心舒畅，有运动欲望；运动时不能自然交谈，运动后大汗、胸闷、气促，明显疲倦，饮食、睡眠差，次日身体乏力，无运动欲望，这些表现说明运动量过大，应降低强度，减少运动量；运动后身体无发热感，无汗，脉搏无变化或2分钟内恢复，就说明运动量不足、可以调整。

通常糖尿病患者最好选择有减重目的及有效代谢血糖的有氧运动，而且运动强度不宜太高。健走是最理想的运动，尤其适合老年患者。慢跑、自行车、广播操、舞蹈、太极拳等都可以选择。

运动必须持之以恒，只有达到一定的运动量，才能起到降低血糖，控制病情的目的。运动强度控制得当，太多或太强的运动，会使血液循环增快，导致胰岛素吸收增快而引起低血糖症。判断自己的运动疗法是否正确，除了要每天检测自己的血糖情况，还要在医生指导下根据自己的血糖情况，调整运动量和运动时间。

43 糖尿病患者应空腹运动

认知误区

一天之计在于晨，糖尿病患者早晨运动十分重要，空腹运动效果更好。

正解与忠告

不少人喜欢清晨空腹锻炼，但对糖尿病患者来说则不适宜。人们都知道饱腹运动不好，但对空腹运动却不以为然，认为空腹运动胃肠不需要多少血液，胃肠不会与四肢因争血液而发生矛盾。其实这是错误的认识，空腹运动危险更大。人体能量的来源主要是饮食中摄入的碳水化合物（糖），经过一夜的休息，体内能量也消耗得差不多了，体内的血糖浓度偏低。这时，如果我们什么也不吃就去运动，势必又需消耗大量的能量，血糖浓度就会更低，血糖是大脑的直接能源物质，血糖浓度过低，大脑就会因为缺少动力而感到疲劳，人就会觉得头晕乏力，有人还会面色苍白、出冷汗。如果持续下去，就会神志不清，甚至昏迷。空腹参加运动另一个弊端是：人空腹时，能量的主要来源就靠体内脂肪来转化供给。这时，血液中的游离脂肪酸就会明显增高。脂肪酸是心肌等肌肉活动的能量来源，但当其量过多时，它又可以成为心肌的毒物，引起各种心律失常，甚至导致猝死。所以，我们一定不能空腹参加运动。在空腹状态下，糖尿病患者的血糖值最低，此时运动，很容易引起低血糖反应。所以，糖尿病人的锻炼时间应安排在餐后一小时后，这一段时间食物消化吸收较快，特别是糖的吸收最快，因而血糖值增高。如果在这一时间开始锻炼，随着运动消耗能量，糖的分解代谢增强，便可使餐后增高的血糖降下来，防止血糖波动。为防止发生低血糖，可随身携带一些饼干、糖块、巧克力或含糖的饮料和水。

因此，糖尿病患者应该避免空腹运动。

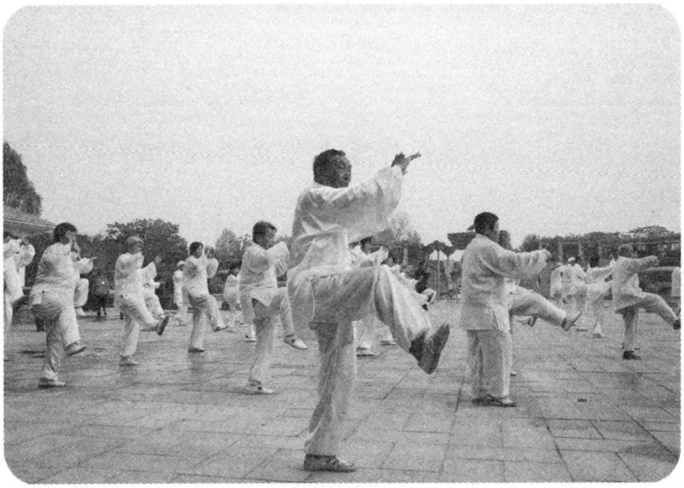

44 血糖越高越应该主动增加运动量

认知误区

运动可以降糖，我的血糖越高，我的运动量就越应该增加，这样就可以少吃药，通过运动来降糖。

正解与忠告

这种认识是错误的。运动是治疗糖尿病的一项重要的基础措施，但这种治疗方法是需要适应症的，也就是说糖尿病患者都可以进行科学的运动治疗，而不是盲目的进行。当您的血糖、血压没有得到有效的控制，身体同时还存在严重的糖尿病慢性并发症，或合并有其他重要脏器的严重疾病，或合并一些急性病症时，则不主张运动治疗；当您的身体过于消瘦，胰岛功能较差时，我们也不主张您运动治疗。建议身体状况好且肥胖的 2 型糖友选择合适的时间、合适的运动量进行锻炼，运动需要有医生的指导。

当血糖超过 14mmol/L，则不建议糖尿病患者加大运动量，此时靠运动来降低血糖对身体是有害的。因为出现过高血糖时，体内葡萄糖不能正常代谢、维持机体能量，而需要消耗肌肉脂肪组织，可诱发或加剧糖尿病急性并发症，如糖尿病性酮症或糖尿病性高渗，如果此时仍大量运动时，可迅速加剧病情，甚至导致死亡。

运动应该循序渐进，不应为了降低血糖而盲目加大运动量，结果往往适得其反。如果以前没有运动习惯，突然进行剧烈运动，会使身体产生一种应激反应，并分泌激素，其中就有与胰岛素对抗的激素，会使血糖更高，还容易出现酮症酸中毒等并发症。

45 糖尿病患者想如何运动就如何运动，尤其是夏季

认知误区

运动对于糖尿病患者的益处显而易见，夏季白天的时间更长，运动的时间也更长，糖尿病患者想怎么运动就怎么运动。

正解与忠告

糖尿病患者夏季运动别贪早，一般在早晨 5：00～6：00 比较合适。晨练不要早于 5：00，凌晨是人体副交感神经和交感神经兴奋的时候，过早运动有可能造成心率加快；不宜起得过早 清晨 4 时左右，血液黏滞性最高，流动性最差，易凝结成血栓，阻碍血液循环，是心血管疾病多发的时间。再就是由于夏季晚上天气较热，人们难以入睡，如果睡得晚，起得早，容易导致睡眠不足。因此，夏季晨练时间要因人而异，要根据自己的实际情况，合理安排运动时间。

糖尿病患者夏季运动应注意避免中暑。夏季运动最应避开

的时间段是中午时间(12：00～14：00),这个时间段太阳光直射,温度比较高,再就是中国人都有午休的习惯,这个时间运动,会造成中暑,很难坚持。另外,在这个时间段运动可能会因为大汗而出现其他问题。另外还应避免大雨之前或者特别闷热的时间段。这个时间段气温比较高,不适合做剧烈的运动,尤其是有冠心病的老年病人,一定要注意收听收看天气预报,选择天气晴朗的时候运动,降低运动带来的伤害。因此,糖尿病患者夏季运动应选择合适的时机和地点,比如选有空调的健身房,时间最好是早晨或者傍晚气温相对较低的时候,进行强度适中的运动。糖尿病患者夏季运动还需防止脱水:很多患者即使口渴也不敢多喝水,这是极大的误区！其实,夏季出汗多,容易发生脱水,而且当血糖失控时,糖尿病患者更容易脱水。血糖越高,排尿越多,因此,糖尿病患者应该多喝水,如白开水、矿泉水等,并一定要限制酒精饮料。糖尿病患者夏季运动时亦应注意护肤:病情难以控制的糖尿病患者更容易发生不同程度的溃疡等皮肤问题。服装宜选择纯棉宽松的,透气排汗,以降低男性糖尿病患者腹股沟念珠菌感染及女性糖尿病患者尿路感染机率。糖尿病患者夏季运动注意护脚:夏天赤脚机会多,足部出汗多,鞋子应有良好的透气性、密闭性及合适的尺码,以保持足部干燥,减少足部皮肤磨损外伤及感染的机会;运动前应清理鞋内异物。所以,糖尿病患者应经常洗脚并保持脚部干燥,定期检查足部是否出现感染等。尽量不要赤脚在沙滩等地方走动,以免伤脚。

因此,糖尿病患者运动时既要达到治疗的目的,也要保护好自己,免受不必要的损害。

46 冬季,糖尿病患者就应该"窝冬"

认知误区

冬季,动物都可以冬眠了,糖尿病患者也应该休养生息,不需要运动，可以“窝冬”了。

正解与忠告

四季当中人在冬季的血糖水平最容易升高。这是因为天气突然变冷，人的交感神经处于兴奋状态，引起肾上腺素分泌增多，促进肠道对葡萄糖的吸收，同时抑制胰岛素的分泌，使血糖代谢减慢。因此，糖尿病最容易在冬季复发或加重，应特别注意保健才行。同时，寒冷会刺激交感神经，使之兴奋，使体内儿茶酚胺类物质分泌增加，易使血糖升高、血小板聚集而形成血栓，使血压升高，激发冠状动脉痉挛，导致冠心病症状加重，诱发心绞痛等。如每年“寒流”袭来时，糖尿病患者尤其是老年糖尿病患者便会发生不良生理反应，如血糖、血压升高，从而出现心肌梗死、脑梗塞和脑出血发病率明显升高。因此糖尿病患者应特别注意冬季合理运动。

运动是糖尿病综合治疗措施的重要一环，也是冬季增强耐寒能力及抗病能力的措施，在冬季运动需要注意保暖护脚，控制好几大要素：

第一，运动时间不能太长。有的老人觉得运动时间越长，效果就越好，其实是一种误解。运动时间应该根据自己的身体情况随时调整。

第二，运动的节奏自己要学会控制。冬季锻炼应该从运动量小、运动时间短的活动开始，不要上来就给自己加码，免得身体出现不良反应。

第三，运动的时间、天气和地点要选好。早晨锻炼时间不要选得太早，一方面冬天白日时间短，摸黑出门锻炼，老人眼神儿不好，可能会比较困难。另外，起得太早，睡眠时间不够，再加上大量运动身体也受不了。避免在大风、大雾、雨雪等恶劣天气中锻炼。在运动时一定不要忽视运动的地点。因为老人的各种器官都在老化，手脚越来越不灵便，所以运动时尽量避开有积雪的地方。最好就在家门口道路平坦的地方进行锻炼，免得出现受外伤的情况。

第四，运动的准备要充足。不仅热身活动要做好，而且运动时要穿宽松、舒适、容易增减的衣服。锻炼时不宜忽视保暖。开始锻炼时不应立即脱掉外衣，等身体微热后再逐渐减衣，锻炼结束时，应擦净身上的汗液，立即穿上衣服，以防着凉感冒。

47 糖尿病患者运动时穿什么样的鞋都行

认知误区

我是糖尿病患者，只要运动就行，穿什么鞋都无所谓，不一定要穿运动鞋。

正解与忠告

对于糖尿病患者，鞋子的选择非常重要，一双好的运动鞋可减缓外力对脚的冲击；稳定的鞋能够保护脚踝；透气性强的鞋可使脚汗迅速挥发，减少脚部受细菌和真菌感染风险。糖尿病患者要保护好脚，因为糖尿病患者容易发生足部的感染，糖尿病足的危害很大。建议糖友运动时穿的鞋子最好符合以下要求：大半号，有鞋带，不能露，鞋底厚。

48 糖尿病患者运动就是为了降血糖，故血糖低一点没关系

认知误区

运动就是为了降低血糖，所以，我在运动前或运动时不敢随意加餐。

正解与忠告

运动疗法对于糖尿病患者是必不可少的，但运动时一定要注意防止低血糖的发生，合理预防低血糖意外的发生对于糖尿病患者在运动时尤为重要。低血糖常见的症状有饥饿感、心慌、出冷汗、头晕及四肢无力等，这时切忌不要惊慌，应该立即停止运动，吃点随身带的食物，休息十分钟左右可以缓解(若10分钟后未能缓解，可再服食物，如果情况越来越重，要及时求助于周围的人，必要时到医院就诊)。合理预防低血糖意外的发生对于糖尿病患者在运动时尤为重要。

避免运动中出现低血糖的方法：

(1)尽量避免在胰岛素或口服降糖药作用最强时运动，如在短效胰岛素注射后1/2～1小时左右，应减少运动量。

(2)在运动前后各测一次血糖可及时发现低血糖，并了解哪种运动、多大运动量会导致低血糖的发生。

(3)糖尿病患者运动尽可能在餐后1/2～1小时参加运动，此时血糖较高，不易发生低血糖。

(4)尽量避免在大腿等运动时需要剧烈活动的部位注射胰岛素。可以选择腹部注射。

(5)尽量不空腹运动：如果空腹血糖＞120mg/dl(6.67mmol/L)，可以空腹适量运动。如果空腹血糖＜120mg/dl(6.67mmol/L)，最好在运动前吃点食物，吃后10分钟再开始热身。进行中等以上运动量且持续时间较长时，应在运动前或运动中适当加餐。进行长时间大运动量的运动，除运动中需加餐，运动后也应增加进食。

(6)凡进行中等以上运动量且持续时间较长的运动时，应在运动前或运动中适当加餐。

(7)进行长时间大运动量的运动如郊游、爬山时，降糖作用可能比较持久，因此除运动中需要加餐外，运动后也应增加进食。有条件自我监测血糖的患者朋友在运动前后可各测血糖一次，可以及时发现低血糖，并了解对自身来讲，哪种运动形式、何种运动量可以降糖及降糖程度。

49 家务劳动可以替代运动

认知误区

每天高强度的家务劳动就让我够累的了，这就替代运动治疗了。

正解与忠告

运动的方式多种多样。有些患者认为做家务可降糖。答案是肯定的。目前，做家务降血糖已被科学研究所证实。但需要注意的是，做家务只是辅助性的降糖，并不能代替运动。据澳大利亚一项研究结果表明，多做家务有助于患者控制血糖。同时还能够有效地降低罹患糖尿病、心脏病的风险。家务劳动中，如洗衣、叠衣、刷碗、洗菜、做饭等都对降低血糖水平有好处。虽然做家务有利于血糖的控制，但家务劳动并不能代替运动锻炼。这是因为家务劳动虽然繁琐、累人，但实际上消耗的热量是很少的，属于一种轻体力劳动。同时家务劳动是一种劳动所需要的特定动作，有一定的局限性。如洗衣服，它仅要求双臂活动，动作局限于手、臂、肩等处。除此之外，对于肥胖型糖尿病患者来说，做家务不能减轻体重，如果单单只靠做家务以达到减肥降糖的作用，恐怕是不行的。不过，做家务比完全不运动要好得多。家务劳动不能代替体育锻炼，还有一个重要的原因是家务劳动不可能对身体发挥全面、系统的锻炼作用，糖尿病患者在做家务的同时也应安排单独的时间进行运动锻炼。患者通过运动锻炼，可使全身各个组织和器官都能发挥锻炼作用。这样就避免了家务劳动的局限性，而且使全身各个系统都得到了必要的锻炼，从而促进机体的新陈代谢，加强代谢的调节，提高葡萄糖的利用率，增强胰岛素的敏感性，进而达到控制血糖、增强体质的目的。顺便说一下，有人的家务劳动量比较适宜，能胜任愉快，感觉轻松，这样的家务劳动是有益于健康的；反之，如果家务劳动过于繁重，觉得精神和体力不堪重负，那么对身体则是有害无利。合理规范有章可循的运动才是糖尿病患者应该提倡的。

50 糖尿病患者运动量越大越好

认知误区

运动可以消耗糖，降低血糖，所以运动量越大越好。

正解与忠告

糖尿病患者运动是需要循序渐进、持之以恒，需要根据身体情况适当进行调整。糖尿病患者合理运动的自我监测方法：运动时首先看身体反应，锻炼后应该是心胸舒畅，精神愉快，感到轻度疲劳，但无气喘、心跳难受等感觉；饮食有所增加，睡眠有所改善；早晨脉搏比较稳定，血压正常；保持正常体重，肥胖者经过一段时期的锻炼后，可能因脂肪消耗而体重有所下降。出现上述反应，表明锻炼的运动量是合适的。要是出现以下情况：锻炼后感到头痛、恶心、胸部不适、食欲下降、睡眠变差、第二天早晨脉搏加快、疲劳感长期不能消除、体重下降等，表示运动量过大，需要进行调整。

也可用测定心率的方法，评定运动量的大小，有下列两种方法：

(1)170 减年龄所得的数与心率数相近，表示锻炼强度适宜。

(2)以运动后最高心率减去安静时心率(次/分)所得数小于每分钟 60 次，表示运动量适宜。

51 生命在于运动，老年糖尿病患者更应该加强运动

认知误区

老年人有空余时间，更应该加强运动。

正解与忠告

老年糖尿病人也必须参加体育锻炼，持之以恒、切合实际的体育锻炼，可使患者血糖、血脂下降，体重减轻，体质增强，而且精神愉悦，充分享受美好的金色年华。但老年人毕竟是老了，老年糖尿病患者在运动时更应该关注规避危险因素，有些问题在体育锻炼中必须予以注意：

(1)体育锻炼前要对身体状况做一次细致、全面的检查，充分了解自己的糖尿病及其并发症到了什么程度，以便选择最适当的运动方式、运动时间和运动强度；并且老年糖尿病患者由于各种并发症多，所以不是人人都适合运动，医护人员应适时进行指导。运动量不宜过大，时间不宜过长，运动前应先做相关心、肺、肾功能的检查。

(2)运动中一旦出现视物模糊、意识不清、头晕、大量出汗、心跳急剧加快、面色苍白、手抖、强烈的饥饿感等情况，表示低血糖反应，应立即停止运动，进食或吃含糖食物，症状即可缓解；或求助他人帮助，严重者立即送医院；

(3)避免过分剧烈的运动，避免可能引起血压急剧升高或者造成心、脑血管意外的运动方式，比如强烈对抗性运动、登梯爬高、用力过猛的运动和倒立性运动等；

(4)运动要适量，不要玩儿起来就忘乎所以，要注意适可而止，以免运动过量，反而影响健康；

(5)老年糖尿病人皮酥骨脆，在运动中要善于保护自己的皮肤及骨骼，避免穿过硬、过紧的鞋子，以防皮肤损伤或发生骨折；

(6)对于老年人运动量不宜过大，可规定每天的常规运动量，强度控制在最大氧气消耗量的40%～60%为宜。

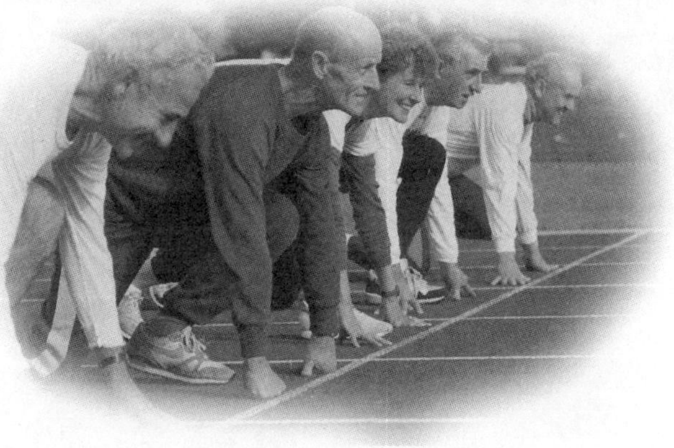

52 使用胰岛素泵的糖尿病患者，胰岛素的输注更加接近正常人的生理状况，运动时就可以和正常人一样

认知误区

使用胰岛素泵就是应用了最好的治疗方法，运动时不必太在意。

正解与忠告

皮下胰岛素持续输入泵是一种微电脑控制下的自动驱动装置，专用注射器置于泵中，专用管道系统连接泵和皮下留置针，皮下留置针通过弹射性持针器注射并留置于皮下。胰岛素泵用专用固定胶带固定。糖尿病患者使用胰岛素泵能很好控制血糖，但必须要了解胰岛素泵是需要专业医师设置及调整胰岛素用量的，它虽然很先进,但不能模仿人体自动调整胰岛素分泌,使用胰岛素泵的患者更应该注意运动时血糖的波动性。并且在运动中首先要考虑的事情是在运动中是否佩戴胰岛素泵。泵脱离非常容易。一般情况下,你要撤掉胰岛素泵一个小时或更短的时间,你不需要作任何的胰岛素剂量的调整。假如要摘除的时间更长一些,你需要严密检测活动前、中、后的血糖情况来确定什么样的活动最适合你。如果你选择在运动的时候也戴着胰岛素泵,那你就要减少你的基础率。再一次,检测你的血糖情况以确定运动方式。一旦你计算出适合的基础率,它就会被编入程序中,下一次要再使用这个基础率就只需按一下按钮,这非常容易。

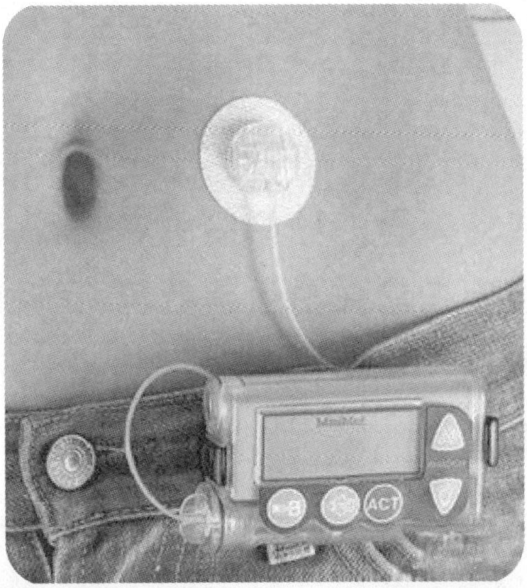

如果要游泳,患者安装的胰岛素泵管路系统是否防水?如果是防水的,则可以预先注射一定单位的胰岛素,然后去除主机,运动后再连接主机。如果不是防水的管路系统,只能注射后暂时拆除泵,运动后重新安装。同样,如果进行的是激烈运动(如蹦、跳等活动),随身携带胰岛素泵影响运动,可以采取相同的方法,即预先注射胰岛素,然后去除主机,运动后重新安装。

53 所有糖尿病患者都应该加强运动

认知误区

既然运动如此重要，所有糖尿病患者都应该加强运动。

正解与忠告

众所周知，体育锻炼和饮食疗法是糖尿病治疗的两大基石，运动对于大多数糖尿病患者是有益的，有辅助治疗的作用，但是你知道吗？并不是所有糖尿病患者都适合用运动的方式来治疗糖尿病，运动治疗对于糖尿病患者来说也应该因人而异，因时而异。对某些患者来说运动是不宜的：

(1)严重的1型糖尿病：即胰岛素绝对缺乏的糖尿病，在未应用胰岛素很好控制病情的情况下，运动不仅不能促进肌肉对糖的利用，而且能促进肝脏对葡萄糖的输出，使脂肪分解增加，易诱发酮症酸中毒。

(2)伴有严重肾脏并发症者：运动会减少肾血流量，降低肾小球滤过率，增加尿蛋白，加重糖尿病肾脏病变。此类患者不适于进行运动治疗。

(3)伴有心血管并发症者：严重高血压冠心病者，运动能增加心脏负担，升高血压，易诱发心绞痛甚至心肌梗死。此类患者运动前应作严格的体格检查，即使允许参加适量运动，也应严格控制运动量和运动方式，严密观察运动反应的各项指标，并在医生的监护下进行，切不可超过自身负荷能力。

(4)严重视网膜病变者：运动会加重眼底病变，增加出血的危险。

(5)糖尿病足患者：运动会加剧肢端缺血、缺氧，加重足部病变。

(6)急性代谢紊乱的患者：如糖尿病酮症酸中毒，运动会加剧代谢紊乱的程度。

(7)老年糖尿病患者伴有下列情况者为绝对禁忌症:各种感染、肝肾功能衰竭、心功能不全、新发的心肌梗死、严重心律不齐、早搏、2～3 度房室传导阻滞、严重肺心病等等。

老年糖尿病患者伴有下列情况为相对禁忌症:运动后加重的心律不齐、左右束支传导阻滞;装有心脏起搏器者;最近有脑缺血病史者;严重静脉曲张,过去曾有血栓静脉炎者;神经、肌肉、关节活动障碍者;服用某些药物如洋地黄及受体阻滞剂者。

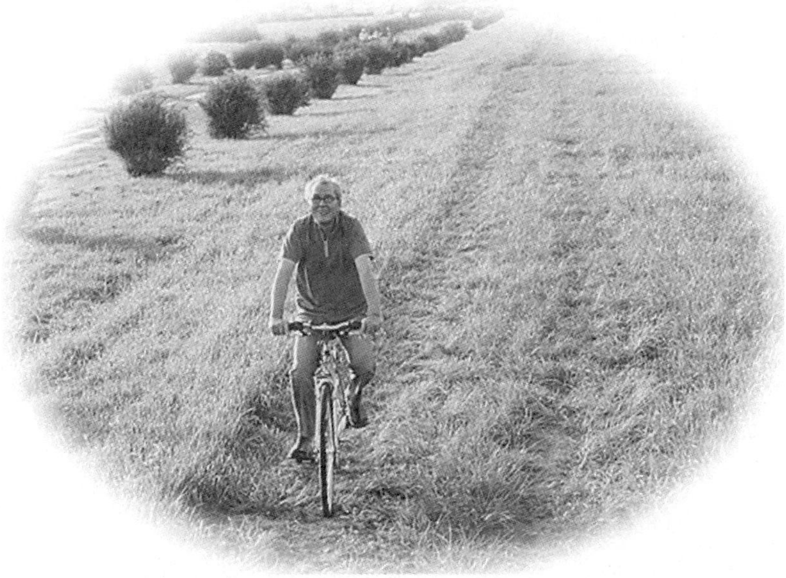

54 我是妊娠糖尿病患者,可以不强调运动治疗

认知误区

我怀孕了,是妊娠糖尿病患者,一走就很累,运动可能会导致流产发生,所以妊娠糖尿病患者不应该强调运动。

正解与忠告

妊娠糖尿病患者也应该适量运动,宜选择比较舒缓,有节奏的运动项目,如散步、缓慢的游泳(游泳要去卫生条件有保证的地方,以免感染)和太极拳等。运动前要有热身运动,结束时也应再做一些更轻微的运动,逐渐结束运动。千万不要进行剧烈的运动,如跑步、打球、俯卧撑、滑雪等。怀孕早期(1～3 月)需防止流产,怀孕晚期(7～9 个月)注意防早产,故此二期的妊娠糖尿病孕妇不宜做运动强度大的剧烈运动,如跳跃、过伸、过屈、扭转、弯腰等运动。而适宜低强度的运动,如散步等节奏缓慢的项目。4～6 个月可以根据自身情况适当增加运动强度,选择中低强度的运动,如快走、慢跑、慢节奏的交际舞等。妊娠糖尿病孕妇运动必须是有氧运动,不要选择饥饿时运动。而且糖尿病孕妇运动量不能太大,一般使心率保持在每分钟 130 次以内。运动持续时间也不宜过长,但也不宜太短,一般维持在 20～30 分钟内较为合适。孕产妇的运动肯定跟正常人是不太一样的,我们建议她运动的目的就是增加她对于胰岛素的敏感性,能降低腹部的脂肪。孕妇的运动跟正常人不一样,多以上肢运动为主;还有不负重的下肢运动,像踩脚踏车,坐在车上,我们健身用的脚踏车,坐在车上踩脚踏车的这种下肢运动也可以的。运动过程中要防止低血糖的发生。应用胰岛素的患者应注意运动前备些无糖饼干、糖果,饭前避免体育运动,避免药物作用的高峰时间进行运动。

55 不能进行规范运动时,糖尿病患者血糖只能听之任之

认知误区

运动重要,但最近我不能进行运动,只能眼看着血糖波动了。

正解与忠告

运动是调节血糖的重要环节，但若不能进行规范运动时，应从饮食、药物治疗等环节进行配合，防治血糖异常波动。并且注意以下方面：

(1)多学点

糖尿病教育是糖尿病患者治疗疾病的关键，糖尿病不应该再是所谓的"富贵病"，与其说是终生治疗，不如理解成终生良好自我规范以及对健康生活方式的坚持，糖尿病患者要主动了解有关糖尿病的基本知识和预防方法，而高危人群也应该学习相关的健康教育，从源头上杜绝糖尿病的发生。

(2)少吃点

肥胖是糖尿病的发病原因之一，糖尿病发病危险可随着体重的增长而增加，饮食上要保证碳水化合物、蛋白质、脂肪的合理搭配，以满足身体需要。其中，碳水化合物占55%～60%，脂肪占25%～30%，蛋白质占15%～20%。要多吃粗粮、新鲜蔬菜和水果，少吃油炸、方便食品等，控制盐和糖的摄入。

(3)轻松点

国外有研究表明，工作负荷和压力过大的人，发生2型糖尿病的风险比正常人高84%。因此，保持开朗、豁达、乐观的生活态度，避免过度紧张、劳累也是预防糖尿病的重要途径。

56 运动方式各式各样，糖尿病患者可随意选择

认知误区

运动千人千面，我无法掌握。

正解与忠告

糖尿病患者运动形式很多，但运动治疗的原则必须掌握。应

选择像散步、太极拳等一些有氧运动。需要注意以下方面：

(1)选择适合自己的锻炼方式。糖尿病可以引起如眼睛、神经系统的病变，这些病变的类型和程度决定了你所应当采取的锻炼方式。

(2)糖尿病患者在开始锻炼前进行一次彻底的身体检查，包括：血压、肾功能、眼睛、足部、血脂、血糖、和糖化血红蛋白、心脏、循环和神经系统。

(3)糖尿病人锻炼应轻松而持久稳定才最安全，目标定得太高，或者进行激烈的运动会使你感到气馁，甚至受到伤害。

(4)糖尿病患者在开始锻炼前要进行身体的预热，并进行一些伸展运动。糖尿病患者的预热可以选择一些低强度的运动如步行，使你的心脏和肌肉进入“工作状态”，之后就可以进行柔和的伸展运动，以使关节和肌肉变得有弹性。

(5)糖尿病患者锻炼应摄取足量的水。出汗就意味着体液的丢失，摄取足够的水以补充因出汗而丢失的体液是很重要的。白开水通常是最好的选择。

(6)糖尿病患者在结束锻炼的时候要使身体逐渐地冷下来。逐渐地减缓运动，直到呼吸变得正常为止，然后再进行一组伸展运动，运动后肌肉会更加容易伸展。

(7)糖尿病患者在锻炼的时候穿上适合当时天气和你的运动量的衣服。在夏天，穿轻薄而且颜色较淡的衣服。但一定要擦防晒霜，戴上帽子。在冬天，要穿多层衣服，贴身的衣服最好是做工和质地比较好的聚丙烯、丝绸或轻薄的羊毛料子，这些料子可以帮助汗液从身体散发，并且能够防止皮肤发炎；外衣必须是透气性良好的，天冷的时候要注意手脚保暖。糖尿病患者应避免在恶劣的天气里进行室外锻炼，这同样不利于健康。

(8)糖尿病患者在锻炼的时候一定要注意双脚！穿上适合于运动的鞋，锻炼完了以后，要及时的检查你的双脚，如果发现水泡、红肿、局部发热等问题，请立即与医生联系。

(9)糖尿病患者在锻炼时还要注意低血糖！如果你在使用胰岛素或者口服降糖药,在锻炼当中或锻炼后就可能出现低血糖。实际上有时低血糖可能发生在锻炼 12 小时之后,因此应随时携带糖果。

(10)糖尿病患者在锻炼前检查血糖。如果你在使用胰岛素或服用口服降糖药物,那么自我血糖监控是非常重要的,最好能在锻炼前 30 分钟能够检测一下血糖,如果血糖过低那么你就需要加餐。

57 刚患糖尿病,马上使用降糖药会终身依赖

认知误区

大家都知道,糖尿病是终身性疾病,会不停发展。不要一开始就使用药物治疗,否则容易依赖。尽量进行饮食、运动控制,把药物留到以后病情发展了再用。

正解与忠告

糖尿病虽然目前暂时不能根治,但是其发病机制决定了患者往往在发现患病之前,已经有将近 10 年的胰岛功能下降期。血糖可能早就开始异常波动。单纯进行饮食、运动控制,往往不能尽快把血糖控制在理想范围。使患者失去诊治糖尿病的最佳时机。在医学上有一种专业名词称为“代谢记忆效应”。也就是说,经研究发现,糖尿病患者越早对其血糖进行合理干预,使异常的血糖尽早控制达标,越能将体内血糖代谢的标准降到正常,从而延缓甚至防止并发症的发生。若是错过了早期的治疗时机,并发症已经发生了,往往有时是不可逆的。这就好像孩子学习,应该是在孩子入学之初就千方百计地教会他们正确的学习方法及养成良好的学习习惯,不要等到要高考了,才开始研究如何学习。

另外,随着科学技术的发展,降糖药物层出不穷。许多药效

良好、不良反应少的药物面世，不但能有效降糖，还能合理规避低血糖和增加体重等副作用。甚至能保护、修复患者已经受损的胰岛功能，保护患者心血管功能，使患者额外获益。并且，经大量研究证明，目前没有一种降糖药物（口服降糖药或胰岛素）能使糖尿病患者发生“依赖”。应用与否，完全根据患者的实际病情决定。大量临床实践证明，部分糖尿病患者经过规范治疗，胰岛功能可以部分恢复，甚至若干年都能停用降糖药物治疗。更加说明降糖药物不会引起患者“依赖”。

故此，糖尿病患者尽早进行饮食、运动、药物治疗是必要的，对患者今后的血糖控制、胰岛功能恢复等十分重要，并且能有效预防并发症的发生。

58 胰岛素不能用，打上了就依赖了

认知误区

糖尿病患者就是缺乏胰岛素才得的病，胰岛素有依赖性，如果轻易使用胰岛素，就会产生依赖性，从此以后就不能摆脱胰岛素，是一件很“痛苦”的事情。同时也意味着糖尿病的病情十分危重，才会不得已使用胰岛素治疗。所以使用胰岛素也是一件“可怕”的事。

正解与忠告

糖尿病患者确实是因为胰腺中的胰岛细胞分泌胰岛素的能力发生欠缺或胰岛素抵抗才致病。早在上世纪初，科学家终于发现是人体缺乏胰腺分泌的一种物质，才使人类发生“小便甜似蜜”的疾患。后来，1921 年，Banting 及其助手 Best 提炼出了这种神秘的物质——胰岛素，并且用注射的方式挽救了一条切除了胰腺的糖尿病狗，从而进一步证明“胰岛素”与“糖尿病”之间的关系。从那时起，科学家们提炼、纯化了动物胰岛素，并用其挽救了成千

上万糖尿病患者的生命。这一伟大的发现和研究远远早于现在已知的任何一种口服降糖药物。而世界上最早使用胰岛素治疗的糖尿病患者也存活了近90年。而早期的药物制作技术远远落后于现代技术。这就更证明了使用胰岛素不是一件“痛苦”的事。

那么，胰岛素到底有没有依赖性呢？科学研究证明，外源性胰岛素，无论是动物胰岛素、基因重组技术的人胰岛素，甚至胰岛素类似物，都不会使患者产生依赖，都不会使患者的胰腺功能进一步被抑制。而相反，在合理的时机，应用合理的胰岛素进行糖尿病治疗，还能使相当一部分患者的胰岛功能得到修复，再次产生内源性胰岛素，甚至于停用任何降糖药物。在实际临床工作中，启用和停减胰岛素治疗是比较常见的治疗措施。所以，使用胰岛素也不是一件“可怕”的事。

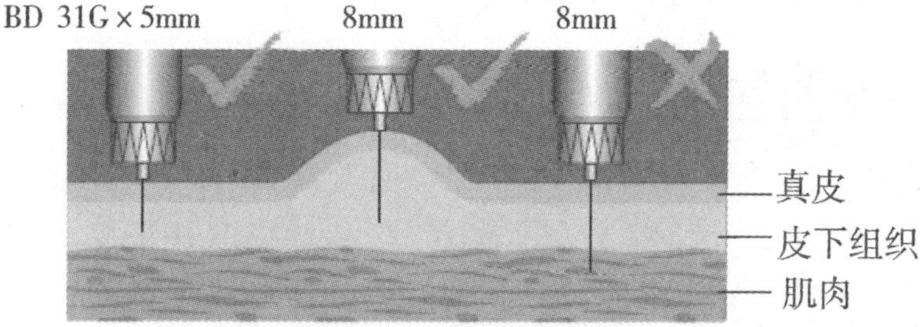

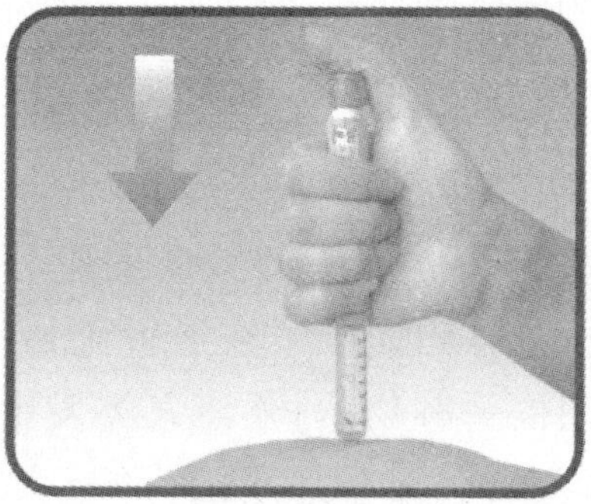

胰岛素的注射方法

糖尿病患者使用胰岛素的人数越来越多，而患者有效寿命也越来越长，更能证明胰岛素不是可怕的药物。患者使用与否，完全根据患者具体病情决定。选择专业医师，明白自己胰岛功能的真实情况，该用则用，该停则停，不道听途说，建立信心，一定能获得良好的治疗效果。

59 尽量选择中药降糖治疗，副作用少

认知误区

中药是纯天然制剂，没有添加物，应该没有副作用，对肝肾功能没有损害。糖尿病需要长期治疗，应该考虑使用中药或中成药降糖方案，尽量减少西药治疗，保护肝肾功能。

正解与忠告

中医中药是祖国医学之瑰宝。几千年来，中医中药为无数华夏子孙带来健康与快乐，所以中医有其必然的科学性，不能盲目否认。但是传统医学的研究方法来自于朴素的经验主义，个性化十分明显。而对于大样本人群的一般性规律，缺乏统一、规范的验证指标，这是当前传统医学发展的瓶颈。现代医学在科学性、规范性等方面有其不能替代的贡献，是现代医学为我们展示了人体基本的生理代谢过程，包括激素分泌的状况，包括食物甚至药物经口服后，在体内是如何转换的，是如何被人体吸收、利用、代谢、排泌等等，使人们明白，任何进入体内的物质最终要被人体利用，必定经过肝脏解毒、肾脏、肠道等途径排出体外，包括中药、中成药都遵循这种所有人类必经之代谢途径。所以要说“中药没有任何副作用”，这种理念本身就缺乏科学性。

糖尿病的诊治理念，包括糖尿病与胰岛素的关系是最近百年的研究成果，而几千年前传承下来的中医理念，对于“消渴症”的治疗经验是逐渐积累，许多相关组方有效，但仅起辅助作用，对缓

解患者口干、多饮等症状有一定效果，但对于改善发病机理、延缓并发症的发生方面尚有待确认。况且当前各种中成药降糖药物品质参差不齐，患者要在众多品牌中选择真正好药，有一定难度，往往不能区分该药物中是否添加其他成分。

故此，糖尿病患者应该在口碑良好的专科就诊，选择适合自己胰岛功能、肝肾功能、并发症等情况的药物，尤其是药理机制明确、药品代谢途径明确、剂量作用明确、有众多流行病学研究结果支持的现代降糖药物治疗，必要时辅助应用规范的中成降糖药物。

60 使用了某祖传秘方降糖，就可以不用控制饮食了

认知误区

听说某报纸、广播、网络上介绍的祖传秘方治疗糖尿病，许多患者都使用了，效果很好，从此可以不用控制饮食了，想怎么吃就怎么吃。

正解与忠告

目前，糖尿病仍属于不能根治的顽症，是全世界医疗界的难题。当前糖尿病的发病机制尚不十分清楚。故此，没有一种方法能使糖尿病“根治”。这是当前国内外的共同情况。所谓媒体宣传的祖传秘方、灵丹妙药，尚缺乏严格、严谨、严肃的论证，缺乏令人信服的科学证据，都不能从根本上治疗糖尿病，只能尽可能地控制其发展，较好的治疗目标就是预防患者发生糖尿病相关并发症，一味盲从，只能使患者的治疗陷入更深的误区。

饮食控制是糖尿病治疗的基础。糖尿病的发病原因之一就是长期不正确的饮食习惯造成患者对葡萄糖转运的能力下降甚至耗竭，从而导致血糖不能控制在正常范围内。所以饮食控制是糖尿病患者治疗过程中不能或缺的环节。试想，一边用药物努力

控制过高的血糖,一边又放任自己进行过度进餐,本身就是一件很矛盾的事。只会让患者脆弱的胰岛功能进一步下降,不利于患者远期疗效的控制。所以一味崇尚患者不控制饮食的治疗方法,本身就缺乏科学性。不可取。

61 胰岛素没有副作用,大家都应该选择胰岛素治疗

认知误区

胰岛素是当前先进的治疗糖尿病的措施,听说胰岛素对人体没有副作用,而口服药都对胃、肝、肾有副作用,最好选择胰岛素治疗,不要使用副作用大的口服降糖药。

正解与忠告

经过多年的科普宣传,人们已经认识到胰岛素使用的必要性、有效性。在解除了对胰岛素"依赖性"的恐惧后,更多的糖尿病患者都愿意接受胰岛素的治疗。这也使更多的糖尿病患者治疗达标。这种现象本身是有进步意义的,但是随之而来的是出现了对于胰岛素的心理上的过度"依赖"。许多患者总认为胰岛素是万能的,只要是应用了胰岛素治疗,就万事大吉。糖尿病的病情就能得到很好地控制,不用再担忧了。这也是另一种误区。

现代科技已经能够通过分子生物学技术制造出许多类型的人胰岛素甚至胰岛素类似物,它们分别根据来源种类分为:动物胰岛素、人胰岛素、人胰岛素类似物。根据作用时间可以分为:超短效胰岛素、短效胰岛素、中效胰岛素、长效胰岛素等。根据组分又分为:单一组分胰岛素、预混胰岛素。根据替代作用又分为:餐时胰岛素、基础胰岛素。胰岛素种类如此繁多,可见对其应用上的选择就必须听从内分泌专业医师地指导。同时应根据"缺什么补什么"的原理合理选择。不能盲目听从病友、亲戚、甚至商家的宣传,注意胰岛素使用上的"个性化"原则。

同时大家应该注意的是，胰岛素绝对不是万能的。如果糖尿病患者仅仅依靠使用胰岛素就能健康长寿的话，那么现在科技如此发达，胰岛素种类如此繁多，就不应该再出现严重并发症的患者。但事实并非如此。正因为糖尿病发病机制尚不十分清楚，所以补充胰岛素很重要，但并不能解决一切问题。同时，中国俗语称“是药三分毒”，此话不为过。任何药物，都有其药理作用和相应不良反应。比如胰岛素，其副作用除了胰岛素过敏以外，还存在有低血糖风险、体重增加等副作用。长期使用一定要注意规避相应副作用的发生。另外，中国绝大部分糖尿病患者都是 2 型糖尿病，而 2 型糖尿病的发病机制之一就是“胰岛素抵抗”。这类患者，如果盲目使用胰岛素，长期不规范使用胰岛素，势必会出现胰岛素在体内堆积现象，出现高胰岛素血症。而高胰岛素血症又是导致身体动脉硬化、高血压病等其他代谢性疾病的罪魁祸首。此时可能会出现胰岛素越用越差的现象。

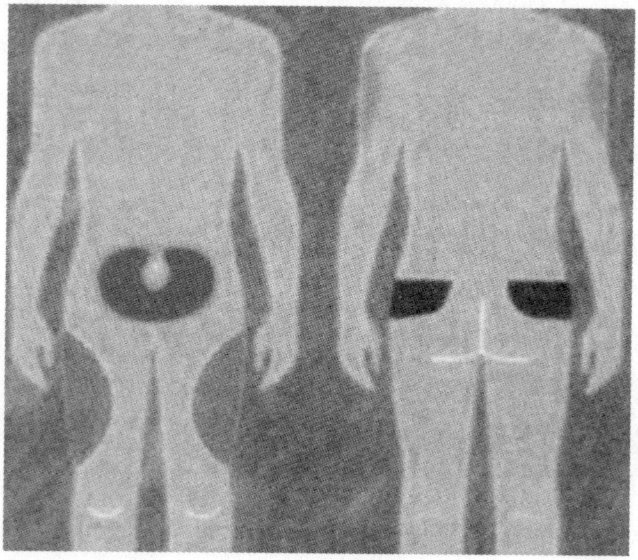

胰岛素的注射部位

所以，糖尿病患者到底是否需要使用胰岛素？何时需要使用胰岛素？使用什么类型胰岛素？估计使用多久？是否终身使用？等等问题都应是广大患者重视的问题。应该听从内分泌专业医师的合理指导，选择合适的时机，应用合适的药物进行规范地治疗。

62 应用了高科技的胰岛素，就不需要使用其他口服降糖药了

认知误区

大家都说胰岛素如何好，胰岛素又是现代医学的高科技产品，我们也愿意使用胰岛素。既然已经选择了胰岛素，如果再使用其他口服降糖药物，不就是画蛇添足了吗？

正解与忠告

当前控制糖尿病的方法有很多，各种药物的面市，为糖尿病患者的治疗带来福音。胰岛素是其中很重要的治疗措施。现在人们使用的胰岛素可以说是真正高科技的产物。首先，科学家们发现了人类胰岛素的基本结构，通过研究明确了胰岛素的基本生理、生化作用。又通过严格地基因重组等技术，在严格地生产环境中生产出符合生理、药理使用的药品级的“胰岛素”，该药物是大分子物质，有着复杂的空间构型，需要严格、科学的高技术能力才能生产出合格的药品。而胰岛素在糖尿病患者中的合理应用，确实解决了众多糖尿病患者的治疗问题。

但正如前文所述，胰岛素种类繁多，也就意味着没有一种胰岛素是万能的，能同时解决患者病情的各种治疗需要。而此时合理地选择部分口服降糖药物，可以有效地规避胰岛素的不良反应，比如体重增加、低血糖风险大等，并能改善糖尿病患者对胰岛素的抵抗，减少胰岛素的用量等等。俗话说：一个好汉三个帮。

所以在使用胰岛素时，如果根据患者实际病情，选择合适的口服降糖药物，能够取得“1+1>2”的作用，为患者造福。所以，胰岛素与部分口服降糖药物的联合使用，是当前国内外通行的治疗措施之一。

63 二甲双胍可以减轻体重，我已经很“瘦”了，不能使用二甲双胍

认知误区

二甲双胍在很多糖尿病患者中使用，听说二甲双胍是减肥药，可以减轻体重，而我已经比以前瘦很多了，再用这个药物，肯定会越来越瘦，不能再使用二甲双胍了。

正解与忠告

二甲双胍是口服降糖药研发历史最久的药物之一，已经在临床应用近70年。无论在有效性、安全性等方面都积累了大量的临床证据和经验。目前越来越多的证据表明二甲双胍既能改善胰岛素敏感性、减少肝糖原输出、增加血糖的转运，对于体型肥胖的患者确实能减少体重，又不引起低血糖。但是其减轻体重的作用有限，大部分是通过减低患者食欲而产生的结果。当患者体重接近正常体重时，且其进食量已经比较符合患者自身标准进餐，体重就不会无限制地下降。

当前中国糖尿病防治指南、欧洲糖尿病防治指南、美国糖尿病防治指南等专业性、权威性文献均把二甲双胍列为糖尿病患者治疗的一线用药。可见该药物的治疗地位十分重要。当然任何治疗措施都不是绝对的，不能盲从，也不应该一味抛弃。建议患者在内分泌科医师指导下合理选用二甲双胍，若确实不能耐受该药物，也要在医师指导下进行相应调整。

64 二甲双胍对肾脏有损害，不能应用

认知误区

二甲双胍似乎应用地很广泛，但是大家都知道，二甲双胍会损伤肾脏，所以还是少用甚至不用的好。

正解与忠告

二甲双胍是现在应用最广的口服降糖药，无论是美国糖尿病防治指南、欧洲糖尿病防治指南，还是中国糖尿病防治指南，均把二甲双胍列为一线用药。其主要作用机制如前已述，可见其使用中的安全性、有效性都得到了广泛、科学地验证。但正如前文介绍，人类新陈代谢的途径就是口服吸收，血液循环，肝脏解毒，肾脏或肠道排泄。所以任何物质进入体内，均要经过这种代谢途径。没有任何一种物质进入体内能完全不对肝肾有副作用，只是作用大小不同、负担大小不同，药效不同。所以不能一味强调某药物对肾脏等重要脏器是否有副作用等。

对于二甲双胍与肾脏功能的关系可以看作不是应用了二甲双胍导致肾脏功能的损害，而是因为患者的肾脏功能已经下降，从而导致二甲双胍等药物在体内异常堆积，从而加重排泄负担，要注意二者之间的因果关系。至于是否选用二甲双胍作为患者的治疗措施，应该听从内分泌专科医师的意见。不能盲从也不能一味拒绝。

65 一分价钱一分货，价格越贵的降糖药物就是越好的药物

认知误区

既然糖尿病危害那么大，患者应该高度重视，俗话说"一分价

钱一分货”。应该尽量选择价格高的降糖药物。

正解与忠告

价格绝对不是决定药物品质的唯一因素，尤其对于治疗措施个性化很强的糖尿病患者，更是不能仅靠药物价格来决定药品的质量。各种药物的上市，需要许多严格而科学规范的环节。除了药品结构的选择、药物种类的筛选、各种前期以及临床阶段的实验验证、后期各种机构的审批等等，一个合格药物的面市应该需要科学家及多方人员的大量心血，其价格的制定并不是其品质的决定因素和唯一标准。

对于广大糖尿病患者，选择药物时一定要从自己的病情出发，在正规医院经过医生评估，了解目前自己血糖升高的主要原因是什么？是胰岛素分泌不足，还是胰岛素抵抗等等。根据具体情况选择适合自己实际情况的药物才是明智的选择。千万不能一味听从其他患者、药店、甚至药厂的宣传，要客观理智。当然，选择正规药厂出品的药物，在品质上的可靠性更高些。

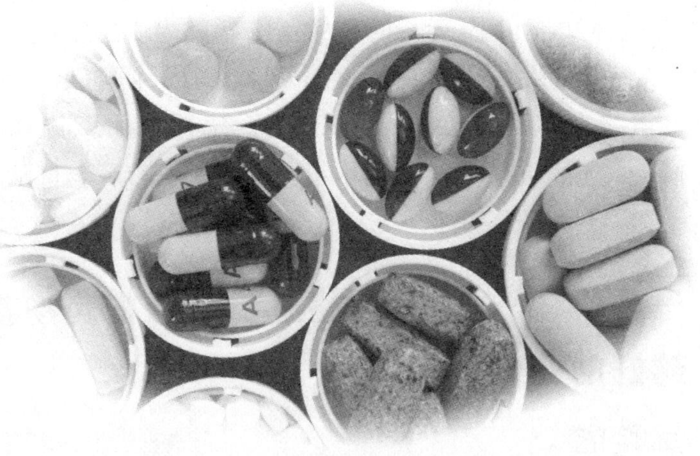

66 降糖作用越强的药物就是越好的降糖药物

认知误区

既然血糖高了对人不好，那当然降糖效果越明显的药物就是越好的降糖药物。老百姓评判药物好坏的标准就应该用降糖能力来划定。

正解与忠告

正如大多数患者认为的那样，降糖药的降糖能力确实是该药物品质好坏的重要指标。作为降糖药物，如何能够更快更好地把患者的血糖降下来，是其研发的重要指标。但是，绝对不是唯一标准。

我们目前提倡的是"安全降糖，平稳达标。"随着科学的进步，人们越来越认识到既往有些药物的降糖效果十分好，但是"过猛"的降糖效果和不能严格掌控的降糖趋势又给患者带来无穷的隐患。科学证明，血糖降低过快，会引起脑水肿等风险；血糖降得过低，会引起严重低血糖的巨大风险；而血糖降低后，持续时间过久，又给患者带来纠正低血糖的难度……可见，不能一味追求降糖能力，应该在科学规范的基础上，安全降糖，平稳达标。这样的药物才不失为可靠地降糖药物。这也是专家反复强调糖尿病患者治疗个体化、规范化的原因，不能顾此失彼。

67 患了糖尿病，只要积极吃药治疗，就可以不用控制饮食

认知误区

许多糖尿病患者都知道饮食与糖尿病息息相关。但大家往

往认为,只要我积极治疗了糖尿病,积极吃药了,饮食就不需要严格控制了。

正解与忠告

正如大家知道的那样,糖尿病患者的治疗效果确实与饮食结构、饮食种类、进食方式等方面息息相关。许多患者就是因为不良的生活习惯,比如暴饮暴食、高糖、高脂饮食等因素才导致糖尿病的发生。但是糖尿病患者普遍较正常人群食欲旺盛,也就是老百姓说的“胃口好,吃嘛嘛香。”从医学的角度上说,糖尿病患者血糖越高,越容易饥饿,让患者在初期进行严格饮食控制,往往比较困难。所以不少患者就寄希望于用有效的降糖药物降糖,然后就可以放松对饮食的控制,两全其美。

这是一种明显的误区。糖尿病患者发病机制之一就是自身对过多的能量摄入不能很好地转化。我们进行各种药物治疗,就是用外力进行机体缺乏部分地适当补充,而饮食控制是所有治疗的基石。如果不能很好地进行饮食控制,就会使患者摇摇欲坠的胰腺功能进一步恶化,实在是不利。就好比,一幢宏伟的建筑,不论外观如何壮丽,不论外在装饰如何动人心魄,基础不稳固,基础在进行性破坏,那么这栋建筑依然会倒塌。其中建筑就是咱们的身体,合理饮食控制就是基石,而其他治疗就是各种修饰。所以,糖尿病患者无论何时都需要合理控制饮食,既让我们的进食不影响血糖,又让我们的营养更全面。

68 降糖药物五花八门,肯定都能降糖,只要任意选择,估计都不会错

认知误区

现代科技水平很高,只要是能面市的降糖药物,应该都不错。

我们患者任意选择应该都不成问题。

正解与忠告

现代科技日新月异，尤其是近20年来，许多降糖药物层出不穷，但是每种降糖药物的作用机制、作用特点、适用人群都是很严格的"科学性"问题。下面我们就简单介绍一下口服降糖药物。

（1）磺脲类促泌剂：作用机制是主要刺激胰岛β细胞分泌胰岛素与β细胞膜上特异性磺脲类药物受体（SURx）结合使 K_{ATP} 通道关闭，膜电位改变，钙通道开放，胞内钙含量升高，促使胰岛素分泌。简单地说，就是让还有生理功能的胰岛β细胞再分泌更多的胰岛素，从而弥补患者胰岛素不足的问题。

其分类：第一代磺脲类：甲苯磺丁脲－Tolbutamide－D860

氯磺丙脲－P607

第二代磺脲类：格列本脲（Glibenclamide－优降糖）

格列齐特（Gliclazide－达美康）

格列吡嗪（Glipizide－瑞易宁、美吡达）

格列喹酮（Gliquidone－糖适平）

格列波脲（Glibornuride－克糖利）

第三代磺脲类：格列美脲（Glimepiride-亚莫利）等。

磺脲类促泌剂是目前一线用药。其作用特点是：非肥胖2型糖尿病患者的一线用药，可与多种口服降糖药联用。但其不良反应有：低血糖、增加体重、对骨髓等系统的影响等。存在原发性失效和继发性失效。

（2）格列奈类降糖药

此类降糖药也属于胰岛素促泌剂，但在药物化学基团上属于非磺脲类降糖药物。其作用机制：关闭β细胞膜ATP敏感钾离子通道，促进胰岛素分泌。作用特点：作用快而短暂（2～4小时内），快速降低餐后血糖。种类有：瑞格列奈、那格列奈、米格列奈。常见不良反应：低血糖和体重增加。

(3)双胍类降糖药

此类药物是目前使用最广泛的降糖药物。其作用机制是:主要为胰外作用,不刺激β细胞分泌胰岛素,有效改善胰岛素抵抗;抑制过多的内源性肝葡萄糖生成(抑制糖异生及糖原分解);加强周围组织(骨骼肌、脂肪组织)对葡萄糖的利用;通过抑制组织呼吸使外周糖的无氧酵解增加→乳酸生成增加;还可增加肠道利用葡萄糖、抑制脂肪酸氧化、延缓葡萄糖的吸收,降低血脂水平。简单地说,双胍类药物能避开患者胰岛素分泌不足的问题,从而增加外周组织对过多血糖的合理转化。

作用特点:可作为肥胖型2型糖尿病病人一线用药,在1型糖尿病患者,与胰岛素联合可加强胰岛素的作用,减少胰岛素用量。在非肥胖2型糖尿病患者,与胰岛素促泌剂联合可增强降糖效应。可降低空腹及餐后血糖,不增加体重,有轻度降体重作用。单用较少引起低血糖。

不良反应:消化道反应有口腔金属味、厌食、恶心、呕吐、腹胀、腹泻

乳酸性酸中毒(罕见);对于老年人,有缺氧,心、肺、肝、肾功能不全的患者尤要注意。长期使用二甲双胍的糖尿病患者30%存在维生素B_{12}吸收不良,出现营养不良性贫血。可注意适当补充维生素。

(4)糖苷酶抑制剂

其作用机制:竞争性抑制糖苷酶,从而减慢葡萄糖吸收入血,使餐后血糖峰值降低。起到削峰去谷的作用,使血糖水平更平稳。其作用特点:减轻餐后高血糖、高甘油三酯血症,减少餐后胰岛素分泌,节省胰岛素,减轻β细胞负担,单独应用不引起低血糖,不增加体重。

适用于以碳水化合物为主要食物、餐后血糖升高的2型糖尿病患者。其不良反应为:胃肠道反应,腹部不适,排气等,服药时应从小剂量开始,逐渐加量。

(5)噻唑烷二酮类(TZDs —胰岛素增敏剂)

其作用机制:减轻外周组织对胰岛素的抵抗,减少肝中糖异生作用,激活 PPARγ(过氧化物酶体增值物激活受体 γ)PPARγ 为核转录因子,可调控多种影响糖脂代谢基因的转录,促进外周组织胰岛素引起 GLUT4 介导的葡萄糖摄取。

不良反应:体重增加和水肿是此类药物的常见副作用,这种副作用在与胰岛素联合使用时表现更加明显。此类药物的使用与骨折和心力衰竭风险增加相关。

(6)DPP-4 抑制剂及类胰高糖素肽－1(GLP-1)受体激动剂

作用机制:由肠 L 细胞产生的肠道促胰岛素分泌肽,进餐后高血糖及营养料促使 GLP-1 分泌。GLP-1 刺激胰岛 β 细胞分泌胰岛素,GLP-1 增加胰岛 β 细胞的数量,GLP-1 抑制食欲及摄食,降低体重,甚至对心血管系统也有益。

DPP-4 是使 GLP-1 失效的作用酶,有了外在地抑制,使 DPP-4 降解 GLP-1 的作用减轻,从而更好地发挥 GLP-1 的生理、药理作用。

上述两种药物是近年降糖药物的热点,作用机制广泛,大家可以适当关注。

关于胰岛素的应用特点,在本书相关章节中有详细介绍。

知道了上述降糖药物的作用特点,大家是不是感觉到选择合适的降糖药物并不是一件轻松的事,相反,药物选择合适与否直接关系到患者治疗效果,这是需要专科医生进行斟酌的事情。故此,糖尿病患者,不能随心所欲或是人云亦云地盲目选择降糖药物。

69 糖苷酶抑制剂引起低血糖的风险大

认知误区

糖苷酶抑制剂阻止食物中的糖类成分吸收,食物中的糖分无法吸收，导致频繁发生低血糖。

正解与忠告

低血糖反应是导致糖尿病患者致死致残的重要原因，特别是老年患者。部分糖尿病患者使用胰岛素或降糖药物治疗过程中可能发生低血糖，发生轻、中度的低血糖的患者会有出冷汗、饥饿无力、心慌、意识模糊等症状。严重的低血糖会导致心梗或心脏骤停等心血管事件，低血糖还会意识丧失，最终导致深度昏迷、甚至死亡。糖苷酶抑制剂延长了碳水化合物的消化吸收时间，增加小肠吸收段比例，延长的吸收期有利于降低餐后血糖波动幅度。正是由于糖苷酶抑制剂独特的作用机制，单独应用不会引起低血糖反应，控制血糖有削峰填谷的作用。联合用药可减少胰岛素、胰岛素促泌剂等其他降糖药的剂量，能避免或减少低血糖发生。因此糖苷酶抑制剂是一种非常安全的口服降糖药。

70 只要是正规药店推荐的降糖药物都可靠

认知误区

正规的药店降糖药物是可靠的，因为他们是具有销售药品的资质，有药检部门定期监督，质量没有问题。

正解与忠告

目前，药店的药物通常比医院便宜，所以很多患者喜欢到药店买药，喜欢听取药店建议，买各种降糖新药，并且认为正规药店的药物肯定没问题，副作用小、疗效好。但降糖药属于处方药，必须由医生根据病人自身的情况而开出适合的药方，药量也不是固定的，会根据血糖值来调节用量。无论在医院还是药店买药，最好先到医院让医生开具处方再去买药，不要私自去购买。药店很多所谓的中药成分的降糖药不是国药准字的，都是保健食品或是卫食字的，因为国药的标准是很严格的，而那些食卫证字的就相对宽很多，所以很多食卫证字的降糖药为了有所谓的快速疗效都添加了超剂量的西药降糖成分，药店出于商业因素的考虑，可能会首先推荐这些药物，这样无论是对患者的病情或是身体都不利。所以建议患者找专科的医生，在医师的指导下用药。不要盲目自行买药。

71 糖尿病病友推荐的降糖药物是可靠的

认知误区

糖尿病患者病程时间较长，自身服药经验较为丰富，所以推荐的药物都比较可靠。

正解与忠告

有些糖尿病患者对糖尿病知识掌握的较为全面，但糖尿病的发生、发展、治疗是一个非常复杂的过程，有多种并发症及伴发病，没有经过系统的学习与临床训练很难对疾病做出准确的判断和科学的诊疗。糖尿病治疗是个体化治疗，适合别人的治疗方案并不一定是适合自己的。所以必须有内分泌科专科医生对患者进行充分的评估以后，确定治疗方案。目前降糖药物种类繁多，作用机制不尽相同，且有些药物不当使用，可引起严重的低血糖等不良反应，必须经由专科医生确定使用降糖药物的种类与方法。任何糖尿病病人的推荐，都不能作为治疗的根据，每个人具有个体差异性，对于降糖药物的反应不尽相同，有不同的用药适应症。必须综合考虑，并发症、远期预后，脏器功能的情况，有无特殊的疾病，有无手术、妊娠，有无应激，根据血糖的监测水平，最终确定降糖药物。因此降糖药物方案的制定是一个复杂的过程，必须有专科医师确定，切不可偏听、偏信，酿成大错。

72 媒体宣传的降糖药物都是可靠的

认知误区

现在的各类传媒信息灵通，媒体宣传的都是经过选择的，疗效可靠。

正解与忠告

目前医药广告较以前来说较为规范，但仍有许多混乱之处，近年来有关糖尿病的广告铺天盖地，一些媒体在利益驱动下，进行宣传时，未进行严格的审核，宣传的治疗糖尿病的“药”，大多是保健品。可以在广告上或包装上找到小字的保健品批准号“食健字”，而不是药物批准号“药准字”。而且在角落上应该有形似锅盖的保健品标志，下有“保健食品”4个很小的字。这些保健品往往以含糊其辞的“调节血糖”作用而进入市场。国家规定，保健品不是药，没有治疗作用，不存在疗效。有些几元一片的“纯中药”，里面竟偷偷加了几分钱一片的降糖西药，常会导致病人发生低血糖，真是害人不浅。

糖尿病的并发症是在许多年之内逐步形成的，及早控制血糖、血脂、血压可减轻甚至避免并发症的发生和发展，目前市场上各种降糖药物种类繁多，没有专业知识无法鉴别真伪，用药必须根据医生的指导，如果长期血糖控制不好，则进展的并发症将很难退回到原来正常状况。糖尿病的治疗是一个综合的体系，药物的选择必须在医生指导下进行。

73 只要进行了药物治疗，就不需要严格控制饮食

认知误区

现在科技十分发达，药物做的越来越先进，可以认为，不需要

严格的饮食控制，也能良好降糖。

正解与忠告

饮食控制、合理运动、药物治疗、血糖监测、糖尿病教育是糖尿病治疗的五驾马车，而其中饮食控制、合理运动是糖尿病治疗的两大基石。无论您患有哪型糖尿病，饮食和营养治疗是糖尿病治疗的重要组成部分之一，是所有治疗的基础。糖尿病患者由于体内胰岛素绝对或相对不足，若不控制饮食而随意进食，饭后血糖就会升得很高，不仅加重胰岛β细胞的负担，导致胰岛β细胞的功能衰竭，而且长期持续高血糖会促使糖尿病多种并发症发生和发展，最终使病情恶化，甚至危及生命。因此每个糖尿病患者，不管病情轻重，不管是否注射胰岛素，都要长期坚持合理的饮食治疗，只有在良好饮食控制的基础上，降糖药物才能发挥良好的作用，使血糖控制在正常范围内。良好的饮食控制可以帮助您达到以下治疗目标：提供均衡营养膳食，改善健康状况，提高生活质量；使血糖、血压、血脂尽可能达到理想水平；达到并维持合理体重。

74 治疗方案是相对固定的，不用总往医院跑

认知误区

糖尿病的治疗方案一旦确定，终身可用，不需要经常去看医生。

正解与忠告

糖尿病的治疗方案并不是固定不变的。糖尿病的发生、发展是一个动态的过程。在不同的身体条件及环境下，有不同的解决方案。使用降糖药物的过程中，糖尿病患者需要定期监测血糖及糖化血红蛋白和其他的生化指标。在发病初期血糖较高，往往需

要强化治疗，在较短时间内将血糖降至正常范围，解除糖毒性对身体造成的损害。当血糖控制平稳后可综合考虑患者的生活习惯、血糖特点，制定合理的治疗方案长期治疗，但在这期间还需患者监测血糖情况，根据血糖随时调整治疗方案。如果糖尿病患者有应激、外伤、手术、妊娠等情况，糖尿病的治疗方案较为复杂，绝非简单的降糖治疗那么简单，要及时调整治疗方案。总之，治疗方案并不是固定不变的，需要根据血糖情况及时调整，定期在医院就诊对糖尿病患者的健康有重要的意义。

75 降血糖大于一切，降血压、降血脂、降尿酸等治疗可以不必费心

认知误区

糖尿病就是血糖有问题，因此，可以不用管血压、血脂、血尿酸的情况。

正解与忠告

糖尿病患者常常伴有其他途径的代谢异常，血糖、血脂、血压较高，有些人有高尿酸血症及向心性肥胖。很多糖尿病病人有脂代谢紊乱，通常甘油三酯增高和高密度脂蛋白降低。糖尿病引起血脂增高的原因是：糖尿病人胰岛素不足时，体内脂酶活性减低，因此容易血脂增高；糖尿病本身除糖代谢紊乱外同时还伴脂肪、蛋白质代谢的紊乱；游离脂肪酸从脂肪中动员出来，使血中甘油三酯及游离脂肪酸浓度增高；2 型糖尿病人生活方式异常，摄入多，运动少，促使体内脂类合成增多，这也是造成血脂增高的原因。而肥胖伴高血脂者，由于脂肪细胞体积增大，胰岛素受体数相对减少，从而产生胰岛素抵抗，易诱发糖尿病。临床上很多高血压病人，特别是肥胖型患者常伴有糖尿病，而糖尿病也较多的

伴有高血压。此外糖尿病人由于血糖增高，血黏稠度增加，血管壁受损，血管阻力增加，易引起高血压。糖尿病患者合并有高脂血症及高血压，更容易有心脑血管并发症，因此防治高血压病与糖尿病都应该同时兼顾降血脂。血压、血糖、血脂同时调控，才能有效避免心、脑血管并发症的产生。

76 胰岛素不能随身携带

认知误区

胰岛素打开包装后无法随身携带，必须保存在冰箱的冷藏室内。

正解与忠告

胰岛素在正常偏低的温度下是稳定的。未开封使用的胰岛素，在2～8摄氏度冷藏情况下能保存2年到2年半。目前的胰岛素包装较为精致、小巧，胰岛素启封后(即橡胶塞被针头刺穿过)，包括瓶装胰岛素、安装好笔芯的胰岛素笔或特充笔，放在28摄氏度以下、阴凉的室温环境中，可以保存4～6周，可以随身携带。

目前各个公司均有各种安装笔芯的胰岛素笔和特充笔，携带较为方便，适合随身携带。但在携带时应注意如下事项：在保存时均须卸下针头，不能带针头保存。由于胰岛素冷冻后再融化会失效，因此绝对不能冷冻。如果温度上升到30～50摄氏度，各种胰岛素的效价都会有不同程度的降低。一旦超过50摄氏度，各种胰岛素都会迅速变质失效。打胰岛素前一定要看标签上的有效期限，另外要观察药液的颜色、性状，如果发现药品有过期、贴壁、结晶、变色等问题，就不要使用了。

外出时应该把胰岛素放在保温盒或保温袋里随身携带。夏天外出时，要注意保温袋避免阳光直射。冬天外出时，胰岛素应注意防冻。另外，外出时，胰岛素应避免剧烈震荡，以免影响药效。总之，胰岛素只要保存妥当可以随身携带，不影响治疗效果。

77 使用胰岛素注射笔没有优势

认知误区

胰岛素注射笔要经常更换针头及胰岛素笔芯，较为麻烦，不易消毒，价格较为昂贵。

正解与忠告

注射器是最古老的胰岛素注射装置，至今仍在一些地方使用。价格便宜是它最大的优势，缺点也很明显，要求较高的注射技巧，有时无法做到准确注射，出门在外携带不方便，注射时如针头较粗，造成疼痛。

胰岛素注射笔这种医疗器械是根据糖尿病患者的实际需要专门设计的，其巧妙地将药物和注射装置结合，使用简便、安全，因而迅速成为目前普遍使用的胰岛素注射装置。

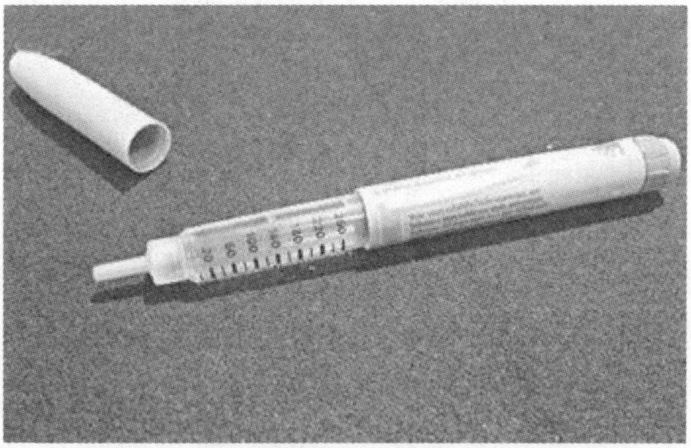

胰岛素注射笔外形酷似钢笔，将胰岛素和注射装置合二为一。胰岛素药液被储存在笔芯中，笔芯被放入笔芯架中，与笔身连接，而笔身是一个可调节剂量及进行注射的仪器，专门设计的

一次性针头超细、超短，因此注射时引起的疼痛感非常轻微，大部分患者无疼痛感。患者在使用时只需把剂量按钮调节到所需要的剂量单位，然后把针头扎入皮下组织，一按剂量按钮，即可完成注射。

各种新型的胰岛素注射笔的外观设计上追求更美观，轻巧，使笔芯更换更加方便，读数更清晰，剂量纠正更简单；注射更便捷。随着对注射装置研究的深入，新型胰岛素笔易于患者持握；剂量调节视窗更大，读数更清晰；可以进行简单的剂量双向调节；注射完成时有“咔哒”提示音，提醒患者注射已经完毕。可精确测量笔芯中剩余的剂量，确保了更换笔芯环节的准确无误。

因此，胰岛素注射笔较普通的注射器具有较大的优势。

78 胰岛素注射次数越少的越好

认知误区

胰岛素注射次数越少越好，病情越轻患者的胰岛素使用次数越少，胰岛素使用起来越方便，依从性越好，血糖控制效果也越好。

正解与忠告

胰岛素使用的次数多少，与血糖管控水平密切相关，胰岛素使用次数一般有每日一次皮下注射基础胰岛素，每日 2 次注射预混胰岛素及每日 4 次皮下注射胰岛素，还有三餐前使用短效胰岛素，晚睡前使用基础胰岛素。使用胰岛素次数越少，对于患者越方便，但前提是血糖要达标。目前应用较多的治疗方案是每日 2～3 次注射和强化胰岛素治疗。

(1)每日 1 次法：使用晚睡前使用 1 次基础胰岛素，适用于血糖空腹不达标，要调整胰岛素的剂量及使用剂型。

(2)每日 2 次法：将一天的胰岛素量分为早、晚餐前注射，适用于病情稳定的病人。一般常用的剂型有预混胰岛素、中效胰岛素。

(3)每日3次法:可使用门冬胰岛素30或赖脯胰岛素50于三餐前皮下注射。

(4)强化胰岛素治疗:适用的人群主要是要求血糖快速达标的1型或2型糖尿病病人。强化胰岛素治疗最接近人体的生理胰岛素分泌规律。多采用1日4次皮下注射:三餐前使用短效或超短效胰岛素,晚睡前使用中效或长效胰岛素注射。此外胰岛素泵持续皮下注射是一种非常有用的强化胰岛素治疗方法。

79 使用了胰岛素就表示病情十分危重

认知误区

使用胰岛素与病情危重程度有关,能使用胰岛素的情况是因为其他治疗措施已无法控制血糖,使用胰岛素的病人已经病入膏肓。

正解与忠告

胰岛素的使用一般根据病情决定,使用胰岛素的指征有:部分新诊断糖尿病(DM)的患者,有下列情况时应考虑起始胰岛素治疗。

(1)空腹血糖超过13.9mmol/L,HbA1c大于11%;

(2)1型糖尿病。

(3)有药物治疗禁忌证;肝肾功能衰竭无法耐受口服药物。

(4)患者本人希望使用胰岛素强化治疗。

(5)在生活方式干预基础上,采用2~3种口服药物单用或联合使用治疗,3~6个月血糖不能达标的患者。

(6)特殊情况

1)围手术期、围产期:对于围手术期的患者一般建议患者使用胰岛素治疗,便于控制血糖,促进伤口愈合,胰岛素本身具有促进伤口愈合的作用。所有的降糖药物均不适用在妊娠期间使用，胰岛素是唯一的选择。

2)糖尿病合并急性并发症：如糖尿病性酮症酸中毒、高渗性昏迷、乳酸酸中毒；

(7) 糖尿病有严重的肝、肾、心、脑、神经、血管、眼急性或慢性并发症，口服药物降糖效果不满意。

综上所述，胰岛素适应症较为宽泛，包含了危重患者的使用。

80 胰岛素降糖效果很好，只要血糖高就可以随便加量

认知误区

胰岛素降糖效果好，可以随意吃喝，不控制饮食及运动，多吃了打胰岛素降糖至正常范围即可。

正解与忠告

糖尿病的控制是一个综合治疗体系，要在控制饮食、适当运动，监测血糖的同时使用降糖药物治疗。最重要的是掌握正确的糖尿病知识，患者通过自我教育，对胰岛素的使用有正确的认识。过多使用胰岛素可以导致低血糖、肥胖、胰岛素抵抗。肥胖可加重胰岛素的抵抗，2 型糖尿病患者对胰岛素不敏感，要加大剂量。

随意加量可导致严重的低血糖发生。轻度的低血糖，患者可出现交感神经兴奋症状如心慌、多汗、饥饿，老年糖尿病患者及糖尿病合并植物神经病变的患者上述症状不典型。严重的很容易发生中枢神经功能不全的表现，如头痛、视物模糊、痴呆、昏迷、偏瘫，反复多次的低血糖，可损伤脑细胞，导致痴呆，低血糖时心肌细胞受损，容易出现心律失常及心肌梗塞。

胰岛素的使用必须在血糖监测基础上经医生指导下使用，随

意滥用胰岛素有可能造成极度严重的后果，严重的低血糖可以导致死亡、植物人的产生。血糖的控制必须在一定的范围内，不是越低越好。胰岛素的剂量是医生根据病人的体重，病情及体质特异性，综合考虑制定的方案，不能随意更改。随意的更改治疗方案，会导致血糖过度波动，糖尿病的酮症酸中毒、低血糖发生的风险增加。

81 既然胰岛素降糖效果好、副作用少，可以一辈子使用

认知误区

胰岛素没有副作用，只要血糖异常就可长期使用。

正解与忠告

胰岛素是一种药物，药物必然有其副作用。主要是：低血糖，过敏，使用后有些患者腹部局部皮肤有硬结。

使用有其适应症：

(1) 1型糖尿病和妊娠期糖尿病，糖尿病合并妊娠必须使用胰岛素。

(2)糖尿病合并急性并发症，糖尿病性酮症酸中毒，高渗性昏迷。

(3)糖尿病合并有感染，心脑肾严重并发症，外伤，手术、分娩，妊娠。

如果是2型糖尿病，体型较为肥胖，使用胰岛素能控制血糖。体重增加会导致胰岛素用量增加，高血压、高血脂发生可能增加，过度的胰岛素使用能够增加动脉硬化的程度。对于病情较轻的2型糖尿病患者，可首先饮食、运动控制，血糖如能达标则不需要使用胰岛素。2型糖尿病患者经饮食、运动控制，血糖难以达标，

可首先选用一种药物治疗，如二甲双胍、阿卡波糖、瑞格列奈、吡格列酮，如血糖控制仍不满意可两种药物联合治疗，血糖如仍不满意可口服药物加用长效胰岛素治疗，如血糖仍没控制，就可多次胰岛素皮下注射治疗。大部分的2型糖尿病患者只需口服降糖药物即可良好控制血糖，无需使用胰岛素治疗。

82 2型糖尿病患者根本不需要使用胰岛素

认知误区

2型糖尿病是非胰岛素依赖型糖尿病，不需要打胰岛素，只需口服降糖药物及饮食、运动控制即可，胰岛素有依赖性及成瘾性。

正解与忠告

糖尿病的核心是糖代谢异常，高血糖治疗的核心技术是胰岛素的使用，胰岛素的使用对于2型糖尿病的代谢异常的改善有重要作用。2型糖尿病的胰岛素的使用根据胰岛素分泌水平及病人的具体情况决定使用，胰岛素是人体自身分泌的激素，无成瘾性，随时可以停用，使用与否依病情决定。2型糖尿病在多种情况下必须使用胰岛素治疗。胰岛素使用的适应症如下：

(1)新发的2型糖尿病 空腹血糖超过13.7mmol/l，糖化血红蛋白超过9%.可使用胰岛素注射，强化治疗，部分2型糖尿病患者，可达到缓解期，在一段时间内血糖经饮食运动控制，在正常范围内，无需药物治疗。一般这类患者使用胰岛素泵及4针强化治疗后效果最佳。

(2)2型糖尿病伴有酮症酸中毒、非酮症高渗昏迷、乳酸酸中毒时。

(3)2型糖尿病在特殊情况下，如手术、感染、外伤，血糖难以控制，或患者有多种器官功能损害，无法使用降糖药物；或有糖尿病酮症有发生酸中毒可能。

(4)2 型糖尿病有严重的肝、肾、心、脑、神经、血管、眼急性或慢性并发症。

(5)2 型糖尿病经糖尿病饮食、运动治疗，使用降糖药物达足量，血糖无法控制；或糖耐量试验提示胰岛素释放曲线低平，需应用胰岛素。

(6) 2 型糖尿病合并妊娠，或 2 型糖尿病育龄妇女欲妊娠。

83 糖尿病患者不能进行手术治疗

认知误区

糖尿病患者不能进行手术治疗，糖尿病患者伤口难以愈合。

正解与忠告

糖尿病患者只要血糖控制良好，可以行手术治疗。治疗手术切口的愈合速度较快。糖尿病患者行择期手术时应在手术前 4～5 天入院，手术前应完善糖尿病相关检查，明确有无急慢性并发症，尤其应了解有无心脏、肾脏功能异常，常规查心肌酶谱、肌钙蛋白、心电图，监测血糖、尿常规、肾功、电解质，确保病人无糖尿病性酮症及酮症酸中毒，否则应停止手术。行急诊手术的病人在术前、术中、术后持续监测血糖、尿常规，防止低血糖及酮症酸中毒导致的恶性事件发生。

糖尿病患者的术前空腹血糖一般控制在餐前 5.6～8.3mmol/l之间。对于 1 型糖尿病患者必须使用胰岛素治疗，一般采用 4 针注射方案，三餐前使用短效胰岛素，晚睡前使用中效胰岛素或长效胰岛素。使血糖达标。2 型糖尿病患者如血糖水平不高，可使用单纯的饮食控制，对于口服降糖药的患者，一般改为 4 次胰岛素注射，使血糖平稳达标。对于急诊手术的患者必须监测血糖，并且使用短效胰岛素控制血糖。

糖尿病患者如有电解质紊乱及酸中毒，一般不宜手术，必须在术前纠正。糖尿病是冠心病的等危症，所以必须确保无心梗及心衰。

手术中不需进食的患者可继续原有胰岛素治疗方案。术中要进食的患者，可给予葡萄糖胰岛素静滴，24 小时葡萄糖入量150g，术中留置导尿，输葡萄糖液时，使用胰岛素对抗，一般每 4g 糖使用 1u 胰岛素对抗。术中监测血糖 3 次，监测尿常规 1 次，防止出现低血糖及糖尿病性酮症酸中毒。术后空腹血糖 8～11mmol/l，尿酮体保持阴性。术后胰岛素使用至拆线为止。糖尿病患者手术过程中，严格按照正确程序执行，手术可以顺利执行，手术的预后良好，与一般患者无明显差异。

84 胰岛素泵只要佩戴上就再也去不掉

认知误区

胰岛素泵治疗的患者病情危重，胰腺彻底无功能，只能终身使用胰岛素泵。

正解与忠告

胰岛素泵是一种持续输注胰岛素的装置，由电子系统控制输注装置，根据人工设定的基础率及餐前大剂量，模拟胰腺的分泌，又称为人工胰腺。胰岛素泵具有良好的控制血糖能力，主要的使用范围有 1 型糖尿病 ，需要血糖迅速达标的围手术期，新发的 2 型糖尿病、难治性高血糖、妊娠糖尿病，该装置在良好控制血糖后随时可以拆除，可以根据胰岛素泵设置的基础率及餐前量来确定多次胰岛素皮下注射的剂量，胰岛素泵体积较小，和传呼机一样大小，使用方便，操作简单，使用的患者人群较广，并非危重患者才可以使用。对于大部分新发的 2 型糖尿病患者病人，经胰岛素泵强化治疗后可诱导出缓解期，胰岛素泵并非只有危重病人可以使用，可以长期使用，也可以短期使用。

85 2型糖尿病现在可用手术彻底治愈

认知误区

任何糖尿病人均可使用手术治疗，能够彻底治愈，所以平时不需要注意什么。

正解与忠告

部分2型糖尿病病人可采用手术治疗，手术治疗后部分病人可以彻底停止使用降糖药物。主要的手术方式是胃肠改道及将胃体缩小。但手术的适用人群是体重指数比较大，体质指数(BMI)≥35、有或无合并症的2型糖尿病人群；BMI在28～29.9的人群中，如果合并2型糖尿病，并有向心性肥胖(女性腰围大于85厘米，男性超过90厘米)且至少额外符合两条代谢综合征标准：高甘油三酯，低高密度脂蛋白胆固醇水平，高血压；BMI在30～35，且有2型糖尿病的亚裔人群中，生活方式和药物治疗难以控制血糖或合并症时，尤其具有心血管风险因素时。胰岛素分泌水平比较好，重度肥胖的病人效果较好。但手术有一定的风险及并发症，并非所有的糖尿病病人均适用。对于大多数的糖尿病人来说，药物治疗效果确切，风险较小，是大部分糖尿病人的优先选择。任何糖尿病治疗手术必须在有经验的外科医师的主持下进行，绝对不能盲目的放大手术指征，否则不但糖尿病未能缓解，而且容易有手术并发症发生。

86 糖尿病患者的血糖控制得越低越好

认知误区

糖尿病的主要危害来自于高血糖导致的各种并发症，所以要预防并发症，血糖要控制得越低越好。

正解与忠告

随着我们生活水平的提高，糖尿病变得越来越常见，糖尿病的危害并不是单纯的高血糖，而是由高血糖导致的一系列急性、慢性并发症，它们严重的影响了患者的身体健康及生活质量。英国有一项研究发现糖化血红蛋白每下降1%，糖尿病相关的死亡率就能下降21%，那么是不是血糖控制得越低就越好呢？

对于病程早期，胰岛功能相对较好、无明显并发症的青、中年糖尿病患者，应尽可能将血糖降至正常水平（如糖化血红蛋白＜6.5%）。但对于老年人，尤其合并严重并发症、冠心病、脑梗、肾功能不全等等患者，血糖控制的标准应适当放宽。有研究对7万余名60岁以上的2型糖尿病患者进行追踪后发现，那些血糖值控制在正常范围内低值区的人死亡风险反而会升高，因为血糖控制过低会使低血糖风险增加，而低血糖的危害是用分钟来估算的。

我们身体的主要能量是由葡萄糖供给的，尤其是我们的大脑，只能以葡萄糖作为能量来源，短暂的低血糖就可引起明显的脑功能紊乱，当发生严重低血糖，如果不能及时纠正，就可以对大脑产生不可逆的损伤，成为“植物人”，甚至死亡。

低血糖发生时，我们机体是可以感知的，这个能使我们感知到的低血糖阈值就是保护我们的一道“警戒线”，当您的血糖低于警戒线时，机体就会采取一系列的措施维持血糖在正常范围，比如：胰高糖素、肾上腺素、糖皮质激素等拮抗胰岛素的激素分泌增加，出现升血糖；交感神经兴奋，出现心慌、出汗、手抖、饥饿感等表现，告知我们低血糖了，赶紧吃东西……如果您长期、频繁持续血糖过低甚至低血糖发作，低血糖的阈值会变低，这道“警戒线”的报警作用会变得越来越差，加之糖尿病患者容易合并自主神经病变，没有交感神经兴奋的表现，就有可能没有预警地突然昏迷，如果救治不及时，可以危及生命；或者在低血糖发作的过程中，诱发心肌梗死、脑梗死等。现在的降糖理念是：降低高血糖，防止低血糖，减轻血糖波动。

所以，糖尿病患者的降糖方案是有个体差异的，应该在医生的指导下，结合自身情况，制定血糖控制目标。老年人，尤其是合并严重并发症、冠心病、脑梗、肝、肾功能不全等等情况的患者，一般空腹血糖控制在 7mmol/l 左右，餐后 2 小时控制在 8～10mmol/l，糖化血红蛋白 7%左右就可以了。

87 只要没有心慌、出汗、手抖就不是低血糖

认知误区

低血糖发生时，交感神经兴奋，患者会出现心慌、冒冷汗、乏力、头昏，饥饿感，眼冒金星，所以没有这些表现就一定没有低血糖。

正解与忠告

低血糖时可能出现的症状：心慌、出汗、手抖这些是最典型的低血糖表现，但是在临床中，还有很多不典型的低血糖表现：糖尿病患者出现突然间的情绪改变及行为改变，例如无事哭泣、笨拙或痉挛性的活动、无法集中注意、嘴部周围麻刺感、胡言乱语、手舞足蹈、类似精神病发作、甚至长睡不醒、大小便失禁等都有可能是低血糖的症状。在严重的情况下，病人可能丧失意识，甚至昏迷的情形。所以仅凭症状是无法准确判断是否发生了低血糖。

诊断低血糖最准确的办法就是：出现上述症状时立刻测血糖，非糖尿病患者血糖≤2.8mmol/l，糖尿病患者血糖≤3.9mmol/l 就是低血糖了。但是如果发作时不能查即刻血糖，还有一个办法可以帮助我们鉴别，就是立即进食，如果症状很快消失，就要高度怀疑低血糖了。

发生低血糖时，如果症状轻微，神志清楚，应立即进食能快速吸收的碳水化合物，如糖、桔子水、饼干等，如果您正在使用 a-糖苷酶抑制剂（阿卡波糖、伏格列波糖），由于作用机制的原因，只能迅速口服葡萄糖治疗低血糖。严重的低血糖时，患者往往不能配合，应给予葡萄糖静脉注射或静脉点滴，甚至注射胰高糖素。我们建议糖尿病患者随身携带饼干、糖果，有低血糖的征兆时，立即进食，避免严重低血糖发生。

低血糖纠正后，并非万事大吉，低血糖的原因是我们必须寻找的。①总结一下低血糖症发作特点：空腹抑或餐后出现症状？进食能否缓解？发作时间、程度、缓解情况；②有无诱因：剧烈运动、长期饥饿、腹泻、大量饮酒；③进餐不当：未进食主食或主食量过少；④特殊用药史：降糖药、水杨酸等；⑤如果排除了上述原因，往往提示您的降糖方案需要调整，请您及时就医。

88 糖尿病患者的视力很好，就不会有糖尿病性视网膜病变，不需要查眼底

认知误区

眼睛出问题，最先受影响的应该是视力，视力很好，眼底就不会有问题。

正解与忠告

糖尿病视网膜病变是糖尿病的微血管并发症之一，也是主要的致盲性眼病之一，严重影响到患者的生活质量。通常糖尿病性视网膜病变的发病率与糖尿病病程长短、疾病控制的好坏有关，糖尿病的病程超过 10 年，血糖、血压、血脂等指标未良好控制，其糖尿病性视网膜病变的发病率越高，程度越重。

糖尿病损害视网膜主要是由于血糖增高，小血管管壁增厚，

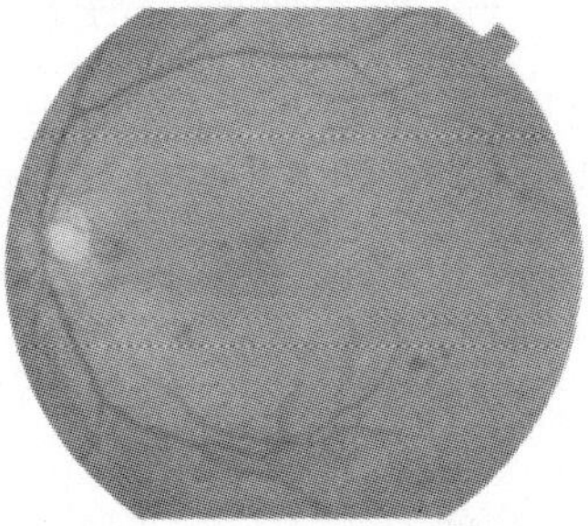

第1期

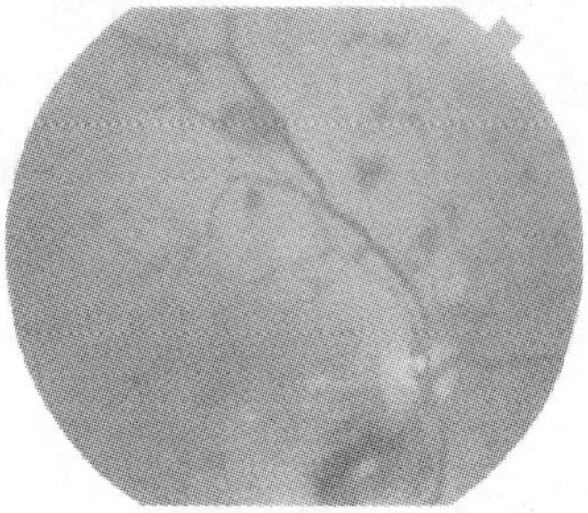

第2期

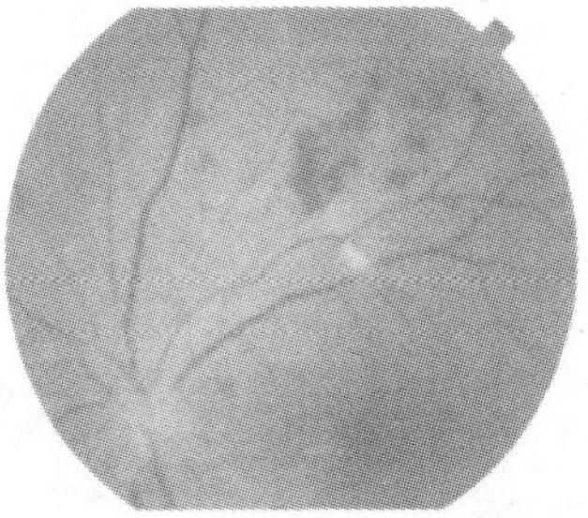

第3期

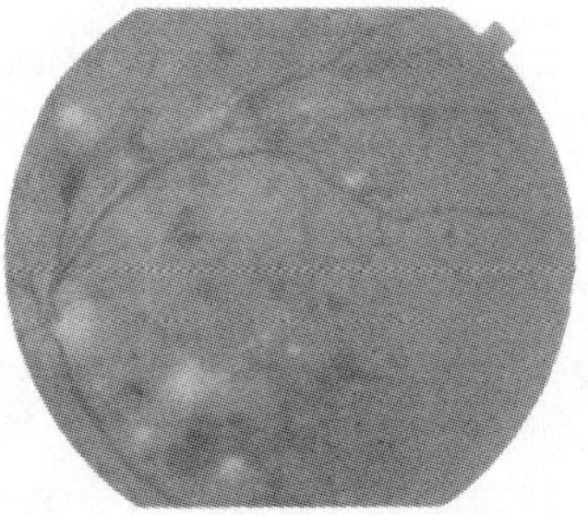

第4期

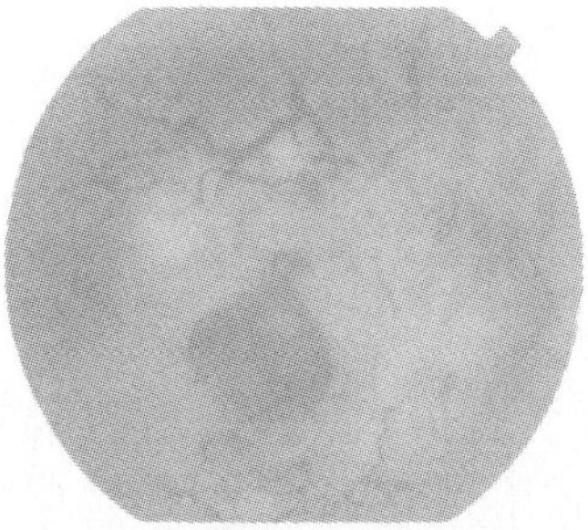

第5期

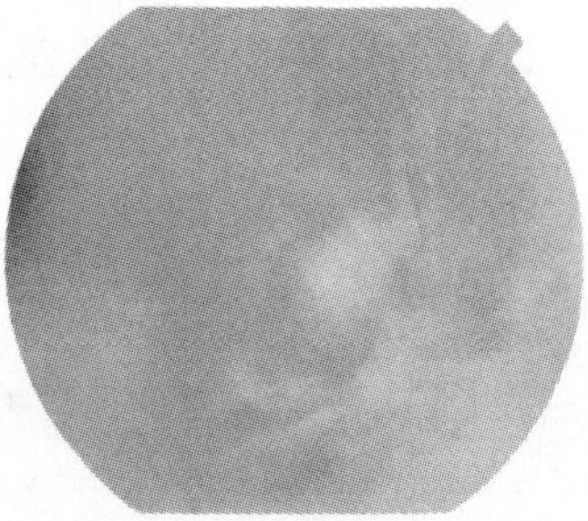

第6期

糖尿病性视网膜病变

渗透性增大，使小血管更易变形和渗漏，早期非增生性视网膜病变可不引起视力下降，但视网膜小片出血，可引起局部视野缺失，如果黄斑部视网膜出血或水肿，视力将明显下降。晚期形成增生性视网膜病变，视网膜损害刺激新生血管生长，可引起纤维增生，有时还可导致视网膜脱离。新生血管也可长入玻璃体引起玻璃体出血。增生性视网膜病变对视力的危害性更大，可导致严重视力下降甚至完全失明，而此时治疗的效果就非常有限了。

糖尿病视网膜病变早期并无特殊的感觉，所以眼底筛查非常重要，需要医生通过检查眼底、做眼底荧光造影等手段，早期诊断，早期治疗。无论是1型还是2型糖尿病，都有出现糖尿病视网膜病变的可能。尤其2型糖尿病起病隐匿，有些患者糖尿病确诊时，可能已有数年的隐性糖尿病。所以我们要求糖尿病病人在确诊后应尽快进行首次眼底检查和全面的眼科检查。眼睛有任何症状时必须看眼科，以后每年追踪一次；无糖尿病视网膜病变患者推荐1～2年检查一次；轻度病变患者每年1次；重度病变者，则3～6个月就医一次，怀孕病人在准备受孕前、怀孕后每3个月及产后3～6个月都必须看眼科，争取早发现、早治疗、改善结局。

89 降糖药忘吃了，想起来了随时补一片就行

认知误区

降糖药忘吃了，该怎么办？能补吗？

正解与忠告

糖尿病患者往往需要同时口服很多种药物，一不留神就可能会遗忘。对于降压药、调脂药、阿司匹林等药物，可能问题不大，及时补服就可以。但是一些降糖药由于作用机制的不同，服药时间有特殊要求，错过了时机，再补，会影响药物疗效，更重要的是

可能还会引起低血糖。

下面我们具体说一说各类降糖药物的服药时间要求：

(1)胰岛素促泌剂：顾名思义，这类药物是通过刺激胰岛素分泌，达到降低餐后血糖的作用。所以应该饭前服用，给药物吸收、起效的时间，做好迎接进餐后高血糖的准备，这时再进餐，血糖逐渐升高，药物作用逐渐增强，两者匹配，血糖得到控制。如果餐后再补服，血糖水平已经逐渐下降，药物的作用才逐渐增强，两者不能匹配，就容易出现低血糖。促泌剂有磺脲类和格列奈类两大类。磺脲类的药物：如格列美脲片、格列齐特、格列喹酮、格列吡嗪等，这类药物的起效时间 30 分钟，所以需要饭前半小时服用。格列奈类：如瑞格列奈、那格列奈等，起效快，在进餐前 15～20 分钟口服就可以。

(2)双胍类：二甲双胍降血糖的作用机制是多途径的，其最常见的副作用是胃肠道反应。为了避免或减轻对胃肠道的不良刺激，建议餐中或餐后即刻服用盐酸二甲双胍。二甲双胍肠溶片，因为药物需要在肠道崩解吸收，所以要在餐前口服。同样，如果已经过了餐后 1 小时以上，为了避免低血糖，最好不补服。

(3)a-糖苷酶抑制剂：如阿卡波糖、伏格列波糖等，通过抑制小肠内的 a-糖苷酶作用，延缓碳水化合物在肠道的吸收。要使该药发挥较好的效果，需要药物和食物充分混合，在肠道起作用。所以 a-糖苷酶抑制剂需要在进餐时与第一口饭同嚼服。整片吞服或餐后服效果就大打折扣了。

(4)其他，如噻唑烷二酮类的吡格列酮、DPP-4 抑制剂的西格列汀、沙格列汀，服药时间与进餐无明确关系，忘记了随时可以补。

当然，随着研究的不断进展，新型降糖药物层出不穷，最正确的做法就是仔细阅读药品说明书中的用法，牢记服药时间。

90 只要得了妊娠糖尿病，以后就好不了了

认知误区

都说糖尿病是终身病，妊娠糖尿病得了就好不了。

正解与忠告

妊娠期有两种形式的糖尿病，一种是妊娠前已经确诊为糖尿病，称之为“妊娠合并糖尿病”，这类患者产后仍为糖尿病；另一种是妊娠前糖代谢正常或有潜在糖耐量减退、妊娠期才出现或确诊的糖尿病，称为“妊娠期糖尿病”。妊娠期糖尿病是不同于1、2型糖尿病的一种特殊类型的糖尿病，是由于在妊娠期母体的内环境发生改变，体内拮抗胰岛素的激素水平明显增高，如可的松、胎盘催乳素、孕酮、雌激素以及胎盘胰岛素酶等(除可的松外，均由胎盘分泌)，降低胰岛素作用，引起血糖升高的。为了减少高血糖对妊娠结局的不良影响，妊娠糖尿病诊断的血糖值比1型和2型糖尿病低，也就是在妊娠期间只要血糖高于正常人，就诊断为妊娠糖尿病。当妊娠结束，胎盘娩出后，这些拮抗胰岛素的激素水平下降，特殊的内分泌环境逐渐恢复正常，胰岛素抵抗逐渐减轻，胰岛素需要减量，一部分患者产后即可停用胰岛素。

妊娠糖尿病患者糖代谢多数于产后能恢复正常，但将来患2型糖尿病机会增加，所以至少在产后6周应进行口服葡萄糖耐量试验。如果正常，每3年检查一次。对空腹血糖受损和糖耐量异常(IGT)的病人应经常检查。因此，妊娠糖尿病患者，产后是否仍为糖尿病是需要随访的。

91 初次使用胰岛素时，出现视物模糊，说明视网膜病变加重了

认知误区

患者治疗初期血糖较高，应用胰岛素治疗后，感觉视物模糊，是得了视网膜病变的表现。

正解与忠告

应用胰岛素后出现视物模糊，常见于血糖较高，经治疗血糖逐渐达标的患者，与视网膜病变无关。这是由于血糖高时，体液中的葡萄糖也高，包括眼内组织：晶状体、玻璃体中的葡萄糖浓度较高，但相互平衡。由于血糖迅速下降，引起眼晶状体、玻璃体中葡萄糖浓度的改变，平衡被打破，晶状体内水分外溢致使屈光率下降，视物模糊，当它们之间的平衡再次建立，视力就可恢复正常了，一般需要 2～4 周，不必过于担心。

92 糖尿病患者血液循环差，多用烫水泡脚，有利于改善血液循环

认知误区

糖尿病患者常合并下肢动脉粥样硬化，血管腔狭窄，影响供血，患者可有下肢发凉、间歇性跛行，有人喜欢用烫水泡脚，促进血管扩张，改善局部供血。

正解与忠告

首先，糖尿病患者由于血管病变，皮肤血管不能正常扩张，周围循环差，血流不能及时将皮肤的热量带走，使得局部热量过高，

容易发生烫伤。合并糖尿病周围血管病变的患者往往伴随下肢周围神经病变,对痛觉和温觉迟钝,不能正常感知水温,发生烫伤也感觉不到;护理不当时,可能合并感染、坏疽,甚至截肢。

其次,热水泡脚可使血管扩张,大量血液集中在下肢,可出现头部、心脏、消化系统等部位供血不足,感觉头昏、心脏不适、消化不良等。

所以,糖尿病患者泡脚时要做到:温度计测水温,温度不超过37摄氏度为宜;一次泡脚时间不要过长,15分钟左右;泡脚的时间安排在睡前,有助睡眠;最好是木质盆/桶泡脚;泡脚结束后,用毛巾擦干,尤其趾缝,可以涂抹润肤品,避免皮肤干燥引起皲裂,最后穿上棉质松软的袜子,保持足部的温度。

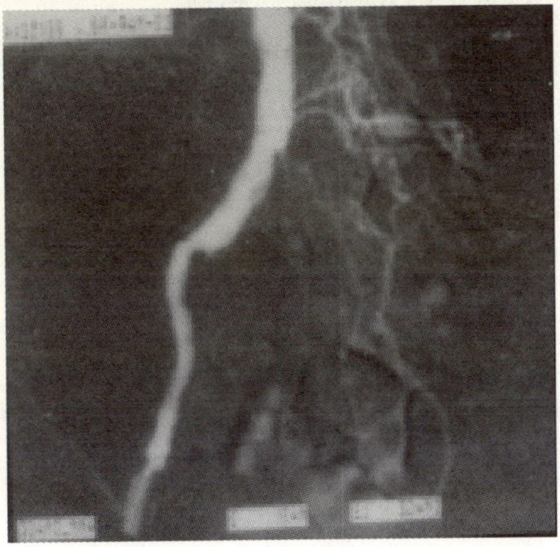

糖尿病血管病变

93 糖尿病患者没有心前区疼痛就不会得冠心病

认知误区

心前区疼痛是心绞痛的信号,糖尿病患者没有心前区不适,就不会有冠心病。

正解与忠告

首先，糖尿病患者是发生冠心病的高危人群。糖尿病和冠心病有着很多共同的危险因素：如高血压、血脂异常、肥胖、高凝状态等，60%～75%的糖尿病患者死因为心血管疾病，糖尿病患者发生心血管事件的危险性是非糖尿病患者的2～4倍。2001年美国国家胆固醇教育计划（NCEP）成人治疗组第三次报告（ATP Ⅲ）明确提出糖尿病是冠心病的等危症，是指无冠心病的糖尿病患者和既往有冠心病病史的非糖尿病患者有同样的冠心病危险性，即10年内糖尿病患者和冠心病患者发生新的心血管事件（如心肌梗死或冠心病死亡）的危险性相同。

其次，糖尿病患者发生冠心病的起病年龄早；随着糖尿病病程的增加，冠心病的发生率亦明显增加；其冠脉斑块表现为多支病变、分布弥漫，狭窄程度重，治疗较棘手；休克、心力衰竭、猝死等并发症也较多，预后较严重。

再次，心绞痛的典型症状是阵发性胸闷、胸痛、压榨感等，持续数分钟，休息或舌下含服硝酸甘油可缓解。心肌梗死时疼痛的程度更重，有人形容如濒死感，可以伴有血压、心律、神志等改变，这时候含服硝酸甘油效果不明显。糖尿病患者合并冠心病时，往往没有冠心病的典型表现，临床上更应警惕，这是因为糖尿病患者常合并神经病变，疼痛感觉迟钝，即使发生了严重的心肌缺血，疼痛也较轻微，甚至发生“无痛性”心梗，容易贻误病情。所以糖尿病患者没有心前区不适，不代表就不会有冠心病。

因此，当患者出现以下症状时均要警惕是否为心绞痛、心肌梗死的发作，应及早去医院诊治。这些症状包括：①头晕、一过性的意识丧失、抽搐等；②明显乏力；③阵发性胸闷、呼吸急促等表现；④心跳漏跳、心跳不齐等表现；⑤出现胸部以外的部位的疼痛，如头痛、牙痛、咽痛、肩痛、后背痛、手臂痛；⑥腹部不适、腹痛、恶心呕吐等症状。这些症状不特异，容易误诊，一定要重视。如果有典型的心绞痛症状，就更应该尽快就诊，争取早发现，早治疗。

94 糖尿病患者不能输注葡萄糖溶液

认知误区

糖尿病患者血糖高，输注葡萄糖注射液会升高血糖，加重病情。

正解与忠告

糖尿病患者体内胰岛素绝对或相对不足，在输注葡萄糖时，由于胰岛素不足，葡萄糖不能有效代谢利用会引起血糖升高。但是有一些药物在配伍时必须加到葡萄糖注射液中，否则会引起药物性状、作用改变，甚至引起严重不良反应；有些患者心功能不全，输注过多的盐水会加重心脏负担，诱发心衰；有些患者血压过高，不宜输注过多盐水；有些患者由于某些原因进食受限时，需要输注葡萄糖补充热量等等。遇到这些情况时，医生会在葡萄糖注射液中加入胰岛素，以提高机体对葡萄糖的代谢作用，维持血糖在稳定的水平。因此，糖尿病患者在必须应用葡萄糖注射液时，通过加入胰岛素就可以消除葡萄糖注射液对血糖的影响了。

在此提醒，当您有糖尿病或者糖耐量异常时，请在就诊时务必告知您的医生或护士，为他们在选择注射液时提供信息。

95 糖尿病足患者不小心足部皮肤划伤，只要伤口不大，就没事

认知误区

糖尿病足患者足部不小心弄破了，只要伤口不大，就不用

处理。

正解与忠告

糖尿病足是指因糖尿病血管病变和(或)神经病变及感染等因素,导致糖尿病患者足或下肢组织破坏的一种病变。糖尿病患者由于下肢血管循环障碍,可以没有任何征兆,足部突然变黑坏死、溃烂。当合并严重神经病变,皮肤感觉减退时,有的患者脚踩图钉一点都没有察觉;还有患者穿拖鞋走路,鞋子掉了都不知道,这种失去感觉保护的患者,本身就比正常人容易受伤,而且局部血管供血差,抵抗感染的能力降低,药物、营养物质不能很好的输送到末梢组织,加上高血糖对细菌的滋养,更易合并感染,伤口难愈合,病变范围进一步增大、溃疡加深、感染加重,甚至出现足部坏死,严重时可截趾、截足、高位截肢,甚至危及生命。

糖尿病足很难缠,糖尿病合并有神经病变的患者,在日常生活中要特别仔细,在穿鞋前,要仔细检查鞋中是否有异物,而外出归来时,还要看看自己的脚底的状况,可预防并及时发现脚部的损伤或溃疡。那么糖尿病患者足部受伤时应该怎么办呢?

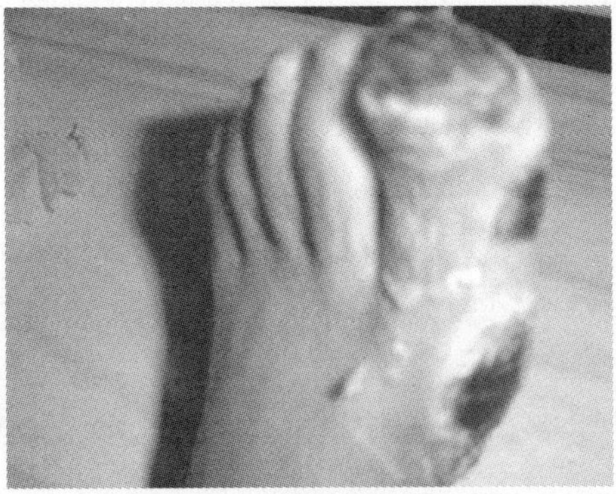

糖尿病足

首先,一定要有这么一个观念:糖尿病足患者的伤口不同于普通的外伤,一旦受伤,可能伤的是脚,截的是腿,要的是命。对足部的小伤口比如碰擦伤、蚊虫叮咬、搔抓皮肤溃破、修脚损伤、烫伤、新鞋磨破伤等小范围、局部皮肤损伤，一定要重视，否则失去了最佳的治疗时机，追悔莫及。

其次，对于受伤的足部要及时处理。受伤的皮肤容易造成感染，因此必须尽量保持足部皮肤完整清洁。脚上表皮擦破时，不要用指甲去撕，而应立刻用香皂、酒精等消毒清洁，再用消毒绷带包扎，切忌盲目敷用药膏。禁用刺激性消毒药水，如碘酒，在足部容易形成小伤口。

再次，在受伤皮肤痊愈前，应仔细观察足部情况，出现局部淤血、肿胀、发红、发热、发臭或皮肤颜色变化等，应立即就诊。

96 只要尿常规正常，就没有糖尿病肾病

认知误区

一些糖尿病患者担心患上糖尿病肾病，经常在门诊上要求查尿常规，只要尿蛋白阴性，就放心了。

正解与忠告

糖尿病肾病属于糖尿病微血管并发症之一，临床上分为5期：第一期：肾小球高滤过期，该期以肾脏肥大和肾小球滤过增加为特点，生化检查和尿微量白蛋白为阴性。第二期：表现为间歇性蛋白尿期，即休息时尿微量白蛋白排泄无增高，但运动后尿微量白蛋白增加，尿微量白蛋白＜30毫克/24小时。第三期：又称为早期糖尿病肾病，由运动后白蛋白尿转化为持续性的尿微量白蛋白升高，达30～300毫克/24小时，肾小球滤过率维持相对正常。第四期：为临床糖尿病肾病期，此期出现持续性蛋白尿，即尿常规可检测出尿蛋白，尿蛋白定量大于500毫克/24小时。第五期：为终末期糖尿病肾病，血压明显增高，肾小球滤过率下降可达10毫升/分钟以下，尿素氮及肌酐升高，水肿及高血压进一步加

重，出现低蛋白血症。结合以上分期特点，前三期糖尿病肾病尿常规尿蛋白均为阴性，如果仅以尿常规中尿蛋白为监测指标，就会漏诊。而且糖尿病肾病前三期是治疗的黄金时期，如果积极治疗，尿蛋白是可以逆转的，治疗效果最好。如果已经诊断为第四期即临床肾病，要想通过治疗使尿蛋白消失是非常困难的，目的是延缓肾病进展和肾功能恶化速度。

所以，糖尿病患者应该每年检查 1 次尿微量白蛋白、肾功能及眼底检查，如果结果异常，应在 3 月内重复检测，3 次有 2 次结果异常，排除干扰因素，就要诊断早期糖尿病肾病，就应该积极治疗了。

97 糖尿病肾病患者出现水肿，只要用些利尿剂就可以了

认知误区

糖尿病肾病肾功能不全的患者经常出现水肿，有些病人长期口服利尿剂来缓解水肿。

正解与忠告

糖尿病肾病患者肾功能不全时，可出现水肿，多是由于肾病引起肾小球滤过率下降、严重低蛋白血症，引起水分由血管渗漏到组织中，应用利尿剂可以在一定程度上缓解水肿，但是长期使用利尿剂容易引起电解质紊乱。而糖尿病肾病肾功能不全时就可出现电解质紊乱，血钾异常、高血压。一部分降压药也可引起电解质紊乱，血钾异常。无论是高钾血症还是低钾血症，都可导致猝死，是非常危险的。

所以，糖尿病肾病肾功能不全时。不能盲目长期使用利尿剂，而且要定期复查肾功、电解质，提防电解质紊乱。

98 糖尿病并发症是吃西药吃出来的

认知误区

经常可以看到广告宣传某些治疗糖尿病的“神药”中提到，西医治疗糖尿病，给病人用药，最后并发症都吃出来了。

正解与忠告

事物的发生发展都是有其自身规律的，就好比人人都要吃饭，人人都会变老，不能说人变老是让饭吃的。

糖尿病及其并发症是目前全世界医学研究面临的一个难题，虽然经过科学家们多年的研究，已经有相当多的疑点被解决，但是还是有很多尚未完全明了的地方。客观地说，目前在全世界，糖尿病仍然不能根治，医生目前努力的目的是：使有糖尿病危险因素的人群不得糖尿病；使已有糖尿病的人延缓并发症出现的时间；使已有糖尿病并发症的人延缓其并发症的进展，尽量维持器官功能正常。每年都有大量的研究成果公布，经过全世界糖尿病专家的努力撰写的《指南》，为临床工作者提供诊疗依据，这些运用在临床工作中的指南，是客观的、科学的、也是与时俱进的。临床上应用的西药，众所周知，打开药品说明书，药物的副作用与不良反应比适应症及用法占的篇幅多得多，其原因就是西药的副作用研究的很严谨，很客观，其作用就是让医生在选药时能够充分衡量利弊，用药后能够针对性的减轻或避免药物的副作用，是为了更好地保障患者的安全。有些患者因为担心药物对肝、肾的损害拒绝用药，置高血糖于不顾，殊不知，糖尿病的诸多并发症正是由于高血糖导致的。糖尿病的并发症都需要早发现、早治疗，等到并发症一塌糊涂再治，已经来不及了。不法分子正是利用了患者惧怕并发症、惧怕药物副作用的心理，将没有正规国药准字的、不明成分的、甚至是造假的保健品、食品卖给不明真相的患者。其后果轻者贻误治疗时机，加重病情；重者出现严重肝、肾功能损害、严重的低血糖，甚至死亡。最关键是不清楚不法分子卖给患者的所谓“神药”里到底是什么样的东西或者药物，最可气的是临床医师几乎每天都要花大量的时间做这些被蒙蔽的患者的思想工作。

再次建议糖尿病患者，无论您有什么想法，请您到正规的大医院内分泌科就诊，把您的想法告诉您的医生，听听他们的建议，不要轻信广告，拿自己的健康做赌注！

99 一夜没吃没喝，晨起空腹血糖还高了，是怪事

认知误区

在临床中经常会看到一些患者监测血糖的过程中出现晨起高血糖的表现，患者一再强调自己没吃没喝，是患者说谎了吗？

正解与忠告

晨起空腹高血糖最常见的原因有三个：

其一：治疗用药剂量不足，血糖未能控制住，表现为睡前、夜间（通常测凌晨3时）、晨空腹血糖均高。解决办法：及时就医，调整治疗方案。

其二：低血糖后反应性高血糖，称之为Somngy（苏木杰）反应。主要是由于口服降糖药或胰岛素使用过量，导致夜间低血糖后，机体为纠正低血糖采取一系列措施，如升糖激素分泌、肝糖输出、脂肪动员、糖异生增加等，经过这些努力，使血糖矫枉过正的表现。如果监测夜间血糖，就能看到夜间有偏低的血糖了。解决办法：及时就医，调整治疗方案。

其三：黎明现象：是指糖尿病患者夜间无低血糖发生，在黎明之后，血糖渐高。这是由于机体在黎明时分（凌晨3点以后），生长激素、糖皮质激素、甲状腺素、胰高糖素等激素分泌增加，开始为第二天的工作生活做准备，这些激素都是拮抗胰岛素的升糖激

素分泌，在它们的影响下，血糖升高。监测血糖就可以看到晚睡前、凌晨3点血糖理想，空腹血糖升高。解决办法：及时就医，调整治疗方案。

明白了以上原因，当出现空腹高血糖时，就要一一鉴别，对号入座，及时与医生联系，使血糖尽快达标。

100 不到万不得已，决不透析

认知误区

糖尿病肾病患者很多已经发展到很严重程度，仍然非常排斥透析，坚持保守治疗，非得等到严重水肿，心力衰竭，电解质紊乱等危及生命时才肯接受透析治疗。

正解与忠告

据统计，中国终末期肾病发病率已有约200万人，其中30%～40%为糖尿病肾病(DN)患者。糖尿病肾病进展到终末期肾病时，临床出现持续蛋白尿、水肿、高血压、肾小球滤过率降低，最终导致肾功能衰竭，伴随肾功能逐渐减退，心脑血管发病风险和死亡率明显升高，并成为糖尿病患者主要死亡原因之一。目前国外维持血液透析已有30年历史，抢救了大量急慢性肾功能衰竭的患者，欧美各国血透5年存活率达70%以上。

一般尿毒症的患者肌酐大于707umol/L就要进行透析治疗，缓解病情。而糖尿病肾病患者透析的时间要提前，因为糖尿病肾病尿毒症期均存在高血压、心血管等病变，较其他慢性肾衰患者更易发生酸中毒、水、电解质平衡失调等并发症。实践证明，糖尿病肾病患者提早透析可以缩短住院时间和费用，提高生存质量和长期存活率。国内学者建议在血清肌酐＞530umol/L即应开始透析。

透析能够清除体内的代谢废物、维持电解质和酸碱平衡；同时清除体内过多的水分。透析分为血液透析和腹膜透析。具体选择哪种方式，是要根据病情和具体条件来决定。关于血液透析，需要强调良好的血管通路是血液透析成功的保障，由于糖尿病患者常合并血管病变，故造瘘手术宜早进行，这需要临床医生有一个预知判断，如果考虑到患者在一年内须接受肾脏替代治疗，就应先做好动静脉内瘘的吻合术，以免肾衰时血管条件太差，只能行临时血管通路。

所以，糖尿病肾病患者，到了终末期肾病，什么时候该做动静脉内瘘吻合术，什么时候该开始透析治疗，应遵从医生的建议。

101 糖皮质激素可引起高血糖，糖尿病患者绝对不能用

认知误区

糖皮质激素是人体激素的一种，具有很多的作用，在临床中各个专业科室都可能用到。糖尿病患者数目庞大，往往在治疗其他疾病的过程中，有糖皮质激素的适应症，但考虑到糖皮质激素对血糖、血压、骨质疏松、电解质等的影响，让医生和患者犹豫不决。

正解与忠告

糖皮质激素是一把“双刃剑”，既有很多好的作用，也有严重的副作用。糖尿病患者血糖不易控制，往往合并高血压、骨质疏松，如果肾功不全，易发生电解质紊乱。糖尿病患者应用糖皮质激素，无疑会加重病情，血糖、血压难控制，增加骨折风险，电解质紊乱可危及生命。但是难控制不代表不能控制，可以根据病情，调整治疗方案，定期监测相关指标，把糖皮质激素的副作用降低。

糖尿病是糖皮质激素的相对禁忌症，用药时一定要把握好指征，严格按照治疗原则用药，积极预防糖皮质激素的副作用。